治愈的屠宰

外科手术往事

[英]琳赛·菲茨哈里斯 著

徐说 译

LINDSEY FITZHARRIS

THE BUTCHERING ART

JOSEPH LISTER'S QUEST TO
TRANSFORM THE GRISLY WORLD OF
VICTORIAN MEDICINE

上海文化出版社

致我的外祖母桃乐茜·西泽斯——
您是生活予我之馈赠

目　录

序幕　极度痛苦的年代

> 倘若一位杰出而年迈的资深科学家称一事有可能，他几乎肯定是对的；倘若他称一事无可能，则几乎肯定是错的。[1]

> ——亚瑟·C. 克拉克

1846 年 12 月 21 日下午，伦敦市最有名的外科医生正在准备一场大腿中段截肢手术。数百人涌入伦敦大学学院医院的手术大厅（operating theater），翘首以盼，谁也不曾意识到自己即将见证医学史上极为重要的一刻。医学生和好奇的旁观者将这里挤得水泄不通，他们当中的很多人把维多利亚时代伦敦日常生活的灰尘和污垢也带了进来。外科医生约翰·弗林特·索斯评论道，人们挤进手术大厅抢占一席之地的匆忙和混乱，比起剧院里池座或顶层楼座的情形有过之而无不及。[2] 人们仿佛篓筐中的鲱鱼，后排的人一直往前推搡，想看得更清楚；一旦视线被挡，就放声大喊"低头，低头"。[3] 有时，手术大厅的正中站满了人，挤得外科医生无法进行手术，因此不得不驱散一部分人。尽管时值 12 月，大厅里闷热的空气依然令人窒息，紧挨着的人体使整个大厅涌动着一股燥热。

观众来自各行各业，有些既不是医学工作者，也不是医学生。[4] 手术大厅最靠近手术台的两排座位一般是"医生助手"（hospital dresser）的位置，这个称呼专指那些在医生值班时帮忙拿敷裹伤口所需用品的人。助手的后面站着医学生，他们在后排一刻也不闲着，不是推来挤去，就是交头接耳。和医学生在一处的还有受邀嘉宾和其他社会人员。

医学窥秘癖不是什么新鲜事。它起源于文艺复兴时期灯火昏暗的解剖大厅——在那里，屏息凝神的观众看着被处决的罪犯被解剖，作为对其犯罪行为的额外惩罚。观众凭票入场，看着解剖者切开尸体因逐渐腐败而膨胀的腹部，从切口处涌出的不仅有血液，还有散发着恶臭的脓液。[5] 间或，阴森恐怖的现场还伴有轻松欢快而不合时宜的长笛小调。公开解剖成了一种戏剧表演，是像斗鸡、逗熊一样流行的娱乐形式。不过，并非人人欣赏这种表演。法国哲学家让-雅克·卢梭谈及这等经历时说道："解剖大厅实在不堪入目！散发恶臭的尸体，青灰流脓的腐肉，血液，令人发呕的肠子，恐怖的骷髅，致病的蒸汽！相信我，[我]不会去这种地方找乐子。"[6]

大学学院医院的手术大厅和伦敦的其他手术大厅大同小异。大厅有一个展示区，被半圆形的观众席围绕着；观众席一层比一层高，通向巨大的天窗。阳光透过天窗，照亮整片区域；在阳光被厚厚的乌云挡住的日子里，人们则用粗蜡烛照明。大厅中央摆着一张木质桌子，斑斑污迹仿佛讲述着往昔的"屠宰术"。桌子下面的地板上撒着一些木屑，用来吸收从断肢流出的血液。大多数日子里，在手术刀下挣扎的病人发出的尖叫和从外面街道上传来的日常噪声——孩子的笑声、人们的交谈声、马车的隆隆声——不和谐地交织着。

在19世纪40年代，外科手术是项肮脏的工作，充满了隐藏的危险，要不惜一切代价避免手术。由于风险很大，不少外科医生甚至直接拒绝做手术，宁愿缩小诊治范围，只看诸如皮肤病、皮外伤等位于体表的疾病。侵入性的方法鲜少被使用，这也是手术日的手术大厅人满为患的原因之一。拿1840年来说，格拉斯哥皇家医院在这一年里只进行了120场手术。[7]只有在生死攸关、别无他法的情况下，医生才会选择手术。

内科医生托马斯·珀西瓦尔建议外科医生在两场手术之间更换围裙并清洁手术台和手术器材，但并非是出于卫生考虑，而是要避免"一切会引起惊慌的东西"。[8]他的建议没有受到太多关注。外科医生们穿着血迹斑斑的围裙，几乎从不洗手或清洗手术器材，踏入手术大厅时，浑身上下散发着明显的腐肉气味——被同行们亲切地称为"地道的医院味儿"。

当时的外科医生不知道脓是败血症的凶险征兆，以为那是愈合过程中正常的一部分；在这样的背景下，术后感染成了病人的首要死亡原因，手术大厅成了死亡的入口。医院的手术死亡率是民居环境的 3—5 倍，在家里接受手术更安全。直到 1863 年，弗洛伦斯·南丁格尔仍宣称："病人在医院——尤其是位于拥挤的大城市的医院——的实际死亡率，远高于患同类疾病的病人在医院外接受治疗的死亡率。"[9] 然而，在家接受治疗价格不菲。

感染和肮脏并不是唯一的问题。手术伴随着疼痛。数百年来，人们一直在寻找能减轻手术疼痛的方法。1772 年，化学家约瑟夫·普里斯特利（Joseph Priestley）首次合成了一氧化二氮；尽管人们知道它是一种止痛剂，但是由于这种被称为"笑气"的气体效果不够稳定，通常不会在手术中应用。同样在 18 世纪，麦斯麦催眠术——因德国内科医生法兰兹·安东·麦斯麦（Franz Anton Mesmer）而得名，其于 18 世纪 70 年代发明了这种"催眠"技术——也未被主流医学实践所接纳。麦斯麦及其追随者认为，在病人眼前用手做一些动作能对病人产生某种物理影响。这种影响会引发积极的生理变化，能够促进病人的康复，并赋予他们灵力。不过大部分医生并不买账。

19 世纪 30 年代，麦斯麦催眠术在英国短暂地复兴过。内科医生约翰·埃利奥特森（John Elliotson）在大学学院医院举行了几场公开演示：他的两名病人伊丽莎白·奥基（Elizabeth O'Key）和简·奥基（Jane O'Key）能够预测其他住院病人的命运。被埃利奥特森催眠后，她们声称自己看见了"老伙计"（死神）在一些病人的病床上方盘旋；这些病人之后便死了。不过，埃利奥特森的方法只是短暂地引起了人们的兴趣。1838年，医学期刊《柳叶刀》的主编诱导奥基姐妹供出了她们的骗术，揭露了埃利奥特森不过是个江湖骗子。

　　12 月 21 日下午，很多来到大学学院手术大厅的人对这一丑闻记忆犹新，著名外科医生罗伯特·利斯顿（Robert Liston）却宣布，他要在病人身上测试乙醚的功效。"先生们，我们今天要试验美国佬的一个把戏，说是能让人失去知觉！"[10]利斯顿一边走向舞台中央，一边大声说。话音未落，整个观摩厅都安静了下来。在人们眼中，施用乙醚就像麦斯麦催眠术一样，是一种可疑的、使意识进入被抑制状态的外来技术。之所以叫作"美国佬的把戏"，是因为首次把乙醚当作全身麻醉药使用的是美国人。乙醚于 1275 年被发现，然而直到 1540 年，这种具有麻醉作用的物质才首次被人工合成。当时，德国植物学家和化学家瓦列里乌斯·科达斯（Valerius Cordus）创造了一种革命性的配方，将硫酸加入乙醇中来制备乙醚。与科达斯同时代的帕拉塞尔苏斯（Paracelsus）用鸡为试验对象探索乙醚的功能。他发现，鸡饮用乙醚后会陷入长时间的睡眠，睡醒后安然无恙。他总结道，这种物质能够"舒缓一切痛苦而毫无副作用，还能消除一切疼痛，击退一切发热症状，并预防一切疾病的并发症"。[11]不过，须待数百年后，乙醚才会在人类身上被试验。

这一时刻在 1842 年到来：在美国佐治亚州的杰弗逊县，克劳福德·威廉姆森·朗（Crawford Williamson Long）在切除一位病人颈部的肿瘤时使用了乙醚，从而成为首位记录在案的将乙醚作为全身麻醉药使用的医生。可惜朗直到 1848 年才发表了他的试验结果；在那之前的 1846 年 9 月 30 日，波士顿牙医威廉·T. G. 莫顿（William T. G. Morton）在给病人拔牙时用乙醚止痛，因此声名大噪。一份报纸报道了这次成功的无痛手术，促使一位著名外科医生邀请莫顿到麻省总医院协助自己做一场切除病人下颌上的大肿瘤的手术。

1846 年 11 月 18 日，亨利·雅各布·毕格罗博士在《波士顿医学与外科期刊》*上这样谈论这个颠覆性的时刻："长久以来，医学科学一直被一个重要问题所困扰，那就是如何减轻外科手术中的疼痛。现在，我们终于发现了一种可实现此目标的有效制剂。"[12] 接着，毕格罗描述了莫顿如何在术前给患者使用这种被他称作"忘川"（Letheon）的物质。"忘川"是一种气体，得名于古典神话中的忘川河（Lethe，即勒忒河），其河水能够抹去亡灵在人世间的记忆。手术后不久，莫顿为"忘川"的配方注册了专利，并对部分成分保密，即使对外科医生也不肯透露。不过毕格罗表示，他从中闻出了乙醚发腻的甜味。有关这种能让病人在手术过程中失去意识的神奇物质的报道迅速传到了世界各地，外科医生们争先恐后地在自己的病人

---

*   *The Boston Medical and Surgical Journal*，今《新英格兰医学期刊》。

身上测试乙醚的效果。

说回伦敦，美国内科医生弗朗西斯·博特（Francis Boott）收到了毕格罗的来信，信中详细描述了莫顿在波士顿的壮举。博特对此很感兴趣，他说服牙医詹姆斯·罗宾逊（James Robinson）在某一次拔牙手术中使用了乙醚。试验十分成功，以至于博特当天就赶到大学学院医院，将这一结果告诉了罗伯特·利斯顿。

利斯顿对此半信半疑，但他心中的怀疑很快落了下风，他决定在手术大厅里给这种新事物一个机会。就算退一步考虑，这样也能让手术更精彩，而利斯顿的手术之精彩本就全国闻名。他同意在下次手术中使用乙醚，时间定在两天之后。

利斯顿活跃在伦敦时，正是"绅士内科医生"横行医学界、拥有极大权力和影响力的时期。"绅士内科医生"属于精英统治阶级，身处医学金字塔的顶端。由此一来，他们也扮演着医学行业的看门人，只允许那些他们觉得出身良好、品德高尚的人进入这一行业。他们自己只会纸上谈兵，实践经验相当有限；治疗病人时，他们运用的是头脑，而不是双手。他们受的教育根植于权威书籍。在那个时期，内科医生不检查病人身体就开具处方的情形并不罕见。不仅如此，有些内科医生甚至不会亲眼见到病人，仅通过信件传达医学建议。

外科医生则大不相同，他们长期以来都接受学徒制培训，而学徒培训的含金量如何，主要取决于老师的功底。外科是一个讲究实践的行业，老师不仅要言传，还要身教。19 世纪的头几十年内，很多外科医生都没有上过大学。有些人甚至不识字。外科医生往下一级是药剂师，负责开药。理论上来说，外科医生和药剂师是有明确区别的。然而在实践中，外科医生的学徒可能会同时扮演药剂师的角色，或者相反，曾经的药剂师变成了外科医生的学徒。由此便产生了非正式的第四类职业，"外科医生–药剂师"，类似于现代的全科医师。外科医生–药剂师是穷人的首选，尤其是在伦敦以外的地区。

直到 1815 年，医学界才开始出现系统教育的模式。究其背后原因，部分在于英国国内把一个碎片化的体系整合起来的更普遍的需求。对伦敦的外科医学生而言，改革带来了强制要求，他们必须修课并花至少 6 个月观摩医院病房，才能获得由行业管理机构皇家外科学会（Royal College of Surgeons）颁发的证书。教学医院在首都遍地开花。1821 年，首家教学医院查林十字医院成立；紧接着，在 1834 年和 1839 年，大学学院医院和国王学院医院也相继成立。如果医学生想更进一步，成为皇家外科学会的会员，他必须花至少 6 年时间进行专业学习，其中 3 年要在医院见习；必须提交不少于 6 个临床病例的书面报告；必须参加难熬的持续整整两天的考试，有时还包括尸体解剖和在尸体上进行手术。

于是，在 19 世纪的头几十年里，外科医生由未受过系统训练的技工进化成了现代化的外科专家。作为一名在新成立的教学医院任教的教师，罗伯特·利斯顿正身处外科医生转型的滚滚洪流中。

利斯顿身高 6 英尺 2 英寸 *，超出英国男子平均身高 8 英寸，[13]
素以力量和速度著称——这两点在那个时代都是决定病人生
死的关键因素。观众只要稍一走神，就有可能错过整场手术。
据利斯顿的同事说，他做截肢手术时，"只见手术刀微光一闪，
就立刻响起了推拉切割的声音，两个动作仿佛同时发生"。[14]
利斯顿的左臂据说十分强壮，他可以一边用左手按压止血，一
边用右手操控手术刀。这一绝技需要超凡的强健与灵巧——
毕竟病人常常因为害怕和极度疼痛而奋力挣扎。利斯顿能够在
30 秒内切除一条腿。为了让双手自由活动，他经常在手术中
用牙齿叼着沾血的手术刀。

不过，速度是一把双刃剑。有一回，利斯顿不慎将病人的
睾丸连同需要截肢的腿一起切了下来。他最著名（但可能是讹
传）的一起事故，是在某场手术中出手太快，以至削掉了助手
的 3 根手指，并在更换手术刀时割破了一位旁观者的外套。这
位倒霉的旁观者当场被吓死，助手和病人后来双双死于坏疽。
有史以来，这是唯一一场死亡率为 300% 的手术。

确实，在麻醉剂的曙光到来之前，恐慌和疼痛的威胁限制
了手术治疗。一份 18 世纪的手术文本宣称："在一个真正有能
力的行家那里，使人疼痛的治疗方法总是最后才被考虑的；而
对那些知识匮乏、只晓得手术艺术的人而言，那是他们最先能
想到的方法，甚至可以说是他们仅有的资源。"[15] 那些除了躺

---

* 英美制长度单位，1 英尺等于 12 英寸，合 0.30 米；1 英寸合 2.54 厘米。

在刀下就再无选择的绝望之人要遭受无法想象的巨大痛苦。

病人在手术大厅所受的创伤也让旁观的医学生十分受罪。[16]苏格兰产科医生詹姆斯·Y. 辛普森（James Y. Simpson）在爱丁堡大学学习时，曾在一场乳房切除手术中夺门而逃。柔软的组织被钩状器械拉起，外科医生准备在乳房两侧开两大刀——这场景让辛普森无法承受。他艰难地挤过人群，逃出大厅，跑出医院大门，一路来到了议会广场（Parliament Square），上气不接下气地宣称，现在他很希望去学法律。不过，辛普森被说服留在了这个领域，后来还发现了氯仿，不能不说是后人之幸。

尽管利斯顿对病人将在手术台上经历什么再清楚不过，但为了不把病人吓坏，他常常淡化手术的恐怖。在他试验乙醚的几个月前，他切除了12岁儿童亨利·佩斯（Henry Pace）的腿，他的右膝盖受到了骨结核肿胀的折磨。男孩问医生手术会不会疼，利斯顿回答道："并不比拔牙更疼。"[17]到了截肢手术的日子，佩斯被蒙上眼睛送进了手术大厅。利斯顿的助手牢牢按住了他，男孩数着锯子锯了6下，他的腿才终于给锯了下来。60年后，佩斯向伦敦大学学院医院的医学生们讲述了这个故事——当他再次坐在这家让他失去了一条腿的医院里时，关于那段恐怖经历的记忆无疑变得分外鲜活。[18]

和其他前麻醉时代的外科医生一样，利斯顿学会了用铁石心肠对待被绑在手术台上、躺在血泊中的病人发出的嚎叫和反抗。有一回，利斯顿的一名需要切除膀胱结石的病人在手术前十分惊恐，从手术室逃跑了，把自己锁在洗手间里。利斯顿心急如焚，直接破门而入，将病人拖回手术室，病人则一路尖叫。他先将病人牢牢捆住，接着将一根弯曲的金属管插入病人的阴茎，直至膀胱。然后，他把手指插入病人的直肠，寻找结石的位置。找到以后，他的助手立即拔出金属管，换上一根木棒——用于为外科医生指示位置，以防在切入膀胱时撕裂病人的直肠或小肠，造成致命损伤。木棒一就位，利斯顿就沿对角线方向切开了阴囊的肌肉纤维，一直切到木棒所指示的位置。紧接着，他用探针将切口拓宽，这样也就撕裂了前列腺。这时，他抽掉木棒，用镊子取出了膀胱结石。

利斯顿——传说中伦敦西区刀法最快的人——只用了 60 秒就完成了这一连串动作。

现在，利斯顿正站在大学学院医院新手术大厅的满堂旁观者面前。这位经验丰富的外科医生手持一罐透明的液态乙醚，它或许能够消除手术对速度的要求。如果它真像美国人宣称的那样有效，手术的本质或会彻底改变。然而，利斯顿依然忍不住怀疑，乙醚只是一种新的江湖医术，不会对手术有什么实际帮助。

现场气氛颇为紧张。在利斯顿踏入大厅的 15 分钟前，他的同事威廉·斯夸尔（William Squire）曾向满屋的人征招一名志愿者，来练习乙醚的使用。众人紧张地窃窃私语。斯夸尔手里拿着一个形似阿拉伯水烟壶的玻璃装置，一根橡胶管连着一个钟形面罩。这一装置是斯夸尔在伦敦当药剂师的叔叔设计的，两天前，牙医詹姆斯·罗宾逊在拔牙时用的就是这个装置。现场观众却从没见过这东西，没有人敢当试验对象。

斯夸尔恼怒地勒令大厅的看门人谢尔德雷克来充当志愿者。谢尔德雷克并不是理想人选，因为他"肥胖，多血，并有一颗无疑已经习惯了烈酒的肝脏"。[19]斯夸尔轻轻地将装置罩在谢尔德雷克肉乎乎的脸上。据说，这位门卫深吸了几口乙醚，突然从手术台上跳了起来，冲出房门，一面高声诅咒医生和观众。

不会再有别的试验了。无法回避的时刻终于来了。

下午4点25分，弗雷德里克·丘吉尔（Frederick Churchill）——36岁，在哈雷大街某户人家当管家——被放在担架上抬了进来。[20]这个年轻人一直被慢性胫骨骨髓炎所困扰，这是一种细菌导致的骨骼感染，使他的右膝肿胀，严重弯曲。三年前，他接受了第一次手术，医生打开了发炎部位，切除了"许多形状各异的增生"，小的如豌豆一般大，大的则像蚕豆一般大。1846年11月23日，丘吉尔再度入院。几天后，利斯顿切开了丘吉尔的膝盖，放入一枚探针。他用没洗过的双手摸索着骨头，确认骨头还结实。他又命人用热水清洗开口并包扎，然后就让病人休息了。然而，在接下来的几天，丘吉尔的病情恶化了。他感觉到了从臀部到脚趾的放射性锐痛。三周后，丘吉尔又感受到了相同的锐痛，于是，利斯顿判定这条腿必须被切除。

丘吉尔躺在担架上被抬进了手术大厅，又被放在木质手术台上。两名助手站在一旁，万一乙醚无效，他们就要负责在利斯顿截肢时按住惊慌的病人。在利斯顿的授意下，斯夸尔上前一步，用面罩遮住了丘吉尔的口鼻。没过几分钟，病人就不省人事了。然后，斯夸尔将一块浸透乙醚的手帕盖在丘吉尔的脸上，确保他不会在手术中醒来。他冲利斯顿点了点头，说："我觉得可以了，先生。"

利斯顿打开一只长盒子，取出一把他自己发明的笔直的截肢刀。在场的一名观众认为，这把刀一定深受利斯顿喜爱，因为刀柄上已经布满了刮痕，说明它已被反复使用多次。[21] 利斯顿用大拇指指甲划过刀刃，看它是否足够锋利。结果令他感到满意。他指示助手威廉·卡奇"负责动脉"，然后转身面对人群。

"现在，先生们，为我计时！"他大声说。人们纷纷从西装背心里掏出怀表并打开盖子，清脆的咔嗒声响成一片。

利斯顿回过身来，用左手把住病人的大腿，以迅雷之势在病人的右膝上方深深地切下。一名助手立即给病人的大腿紧紧缠上止血绷带来抑制血流，与此同时，利斯顿将手指插进皮肤下面将其掀起。只见他运刀如飞，让病人的大腿骨暴露了出来。这时，他暂停了手中的动作。

骨骼就暴露在眼前，等待着被锯断，这一任务令许多外科医生胆寒。19 世纪更早些，查尔斯·贝尔曾提醒学生们在用锯时应该缓慢谨慎。[22] 即便是精通切割技巧的人在需要锯断肢体时也会退缩。1823 年，托马斯·阿尔科克声称人类"光是想到这件事就会颤栗——除了时常的餐刀与餐叉以外什么工具都不会用的人，居然用肮脏的手冒昧地给自己痛苦的同类做手术"。[23] 他还讲了一个令人毛骨悚然的故事：某个外科医生的锯被骨骼紧紧卡住，纹丝不动。同时代的威廉·吉布森建议新手应用木材练习，以求规避此类噩梦般的场景。[24]

利斯顿把刀递给一名外科医生助手，又从对方手里接过一把锯。这名助手拉起切口附近的肌肉，留着一会儿用来包裹残末肢端。伟大的利斯顿锯了 6 下，残肢断落，被正在等待的第二名助手接住了。这名助手立即把残肢扔进手术台旁一个装满木屑的箱子里。

同时，第一个助手暂时松开了止血绷带，让需要缝合的动脉和静脉显露出来。在一场大腿中段截肢手术中，通常有 11 条血管需要结扎。利斯顿打了一个方结，将主动脉扎住，然后处理小血管。他用一种名叫持钩（tenaculum）的尖钩把它们一根一根地拉出来。在他缝合其余皮肉时，他的助手再一次松开了止血带。

利斯顿切掉丘吉尔的腿总共用了 28 秒，在这 28 秒里，病人一动未动，一声没吭。几分钟后，这个年轻人才苏醒过来。据说，他一睁眼就问手术什么时候开始，随后才看见了被垫高的残肢。围观者刚才还目瞪口呆地坐着，这时也被逗乐了。利斯顿激动得满脸放光，向众人宣布："美国佬的把戏，先生们，比麦斯麦催眠术高明多了！"

极度疼痛的时代即将结束。

◥

第二天，外科医生詹姆斯·米勒读到了利斯顿写给他在爱丁堡的医学生的笔迹潦草的信，利斯顿在信中"语气热烈地宣布，外科学迎来了新的启迪之光"。[25] 1847 年的头几个月里，许多外科医生和对此感到好奇的名人络绎不绝地来到手术演示厅见证乙醚的奇迹。从大英帝国的一位总督查理·内皮尔爵士（Sir Charles Napier）到拿破仑一世的季弟热罗姆·波拿巴亲王（Prince Jérôme Bonaparte），每个人都想亲睹乙醚的奇效。

新术语"醚麻醉"（etherization）被创造了出来；全国各地的报纸纷纷庆祝乙醚在手术中的应用。乙醚的功效声名远扬。《埃克塞特速报》称："医学史上没有别的事件可与乙醚的应用所获得的圆满成功比肩。"[26] 伦敦的《人民杂志》也大肆宣扬利斯顿的成功："噢，每一颗善感的心都为之欢欣……这项伟大的新发明缓解了病人的痛感，遮蔽了他们的双眼，模糊了一切关于手术的恐怖记忆……**我们征服了疼痛！**"[27]

在利斯顿验证了乙醚功效的这一天，还发生了一件同样重要的事情——在手术大厅的后排座位上，有一个名叫约瑟夫·李斯特的年轻人安静地坐着，利斯顿精彩绝伦的表演令他目眩神驰。当李斯特走出大厅、踏上高尔街的时候，这名有志学医的年轻人意识到自己未来职业的性质已经永远改变了。李斯特和他的同学们将不必像外科医学生威廉·王尔德*一样，被迫列席一场不使用麻醉剂的眼球切除手术，观察那"恐怖而令人痛苦的场景"。[28] 他们也不必像约翰·弗林特·索斯一样，在手术病人的哀嚎声变得令人无法忍受时夺门而逃。[29]

尽管如此，当李斯特穿过正在握手庆祝这一胜利、祝贺彼此选对了职业的人群时，他已经敏锐地意识到，疼痛不过是手术中的诸多阻碍之一罢了。

李斯特明白，自古以来，外科医生始终被术后感染的问题掣肘。比如开腹手术一向罕有幸存者，就是因为感染的缘故。开胸手术亦然。在绝大多数情况下，内科医生负责治疗身体内部的疾病——这就是沿用至今的"内科"一词的由来——外科医生则负责治疗外部疾病，比如撕裂伤、骨折、皮肤溃疡或灼伤。只有在截肢手术中，外科医生的手术刀才会深深刺入人体内部。挨过手术是一回事，完全康复是另一回事。

事实证明，在麻醉术普及之后的 20 年里，手术结果每况愈下。外科医生新建立起的这种对无痛手术的信心让他们更乐意动手术了，术后感染和休克的概率也随之升高。随着手术数量的增加，手术大厅变得前所未有地肮脏。外科医生尚不知晓

---

* 威廉·王尔德（William Wilde，1815—1876），英国作家奥斯卡·王尔德的父亲。

感染背后的原因，他们接连替多名病人手术，却始终不曾清洗手术器具。手术大厅越是拥挤，卫生预防措施就越不可能被执行，哪怕是最简单的清洁也做不到。很多做完手术的病人要么一命呜呼，要么苟延残喘、终身残疾。这是一个普遍存在的问题。全世界的病人都越来越惧怕"医院"这一字眼，就连最高明的外科医生也开始怀疑自己的能力。[30]

成功的手术需要克服两大障碍。李斯特见证了第一个障碍的克服：罗伯特·利斯顿成功地使用了乙醚，手术从此可以无痛进行。发生在 12 月 21 日下午的这一幕鼓舞了李斯特，观察细致入微的他将用余下的生命探索术后感染的原因及本质，并找出解决方案。在"屠宰术"时代最后一位巨擘的身影之下，一场新的手术革命即将揭开帷幕。

第1章　透过显微镜

别忘了一个更深刻的伟大事实：科学不仅是雕塑、绘画、音乐和诗歌的基础，其本身也是诗意的……从事科学研究的人不断地向我们展现，他们比其他人更强烈地意识到了其所钻研的学科的诗意。[1]

——赫伯特·斯宾塞

小约瑟夫·李斯特踮起脚尖，把眼睛凑近他父亲的最新款复式显微镜的目镜上。与观光者去海边玩时塞在口袋里的折叠式显微镜不同，摆在李斯特面前的是一个更壮观的家伙。它外形光滑气派，功能强大；它象征着科学的进步。

第一次往显微镜的圆筒里看的时候，李斯特便惊异于那个他从未见过的繁复世界。他幸福地发现，用放大透镜可以观察到的事物似乎是无穷无尽的。有一次，他从海里捉了一只虾，惊奇地观察到"虾的心脏跳得极快"，并且"主动脉在搏动"。[2] 当这个生物在他的凝视下抽搐的时候，他注意到血液缓慢地流经虾腿的表层和心脏的背面。

李斯特出生于 1827 年 4 月 5 日，出生时并没有引起特别的注意。不过六个月之后，他的母亲写信给丈夫说："这个孩子近来出奇地可爱。"[3] 李斯特是家里的第四个孩子，有两个姐姐和一个哥哥。他的父亲约瑟夫·杰克逊·李斯特（Joseph Jackson Lister）和母亲伊莎贝拉都是虔诚的贵格会*教徒，一共生了七个孩子。

李斯特小时候有大量机会用显微镜探索微观世界。贵格会倡导简单的生活方式。李斯特被禁止参与狩猎、参加体育项目或者去戏院看戏。生命是一种恩赐，应该用来供奉上帝、帮助邻居，不可浪费在无聊的消遣上。因此，很多贵格会教徒都选择了科学探索，这是他们的信仰所允许的为数不多的消遣之一。即便是在条件一般的群体中，也不乏科学成就颇高的知识分子。

李斯特的父亲就是其中典范。他 14 岁的时候辍学，为李斯特的爷爷——一位红酒商——当学徒。尽管在维多利亚时代，很多贵格会教徒滴酒不沾，但贵格会并没有明令禁酒。李

---

* 贵格会（Quaker）兴起于 17 世纪中叶，重视科学和性别平等，主张和平，拒绝原罪概念与繁琐的宗教仪式。

斯特家族的生意传承了数个世纪，始于禁酒主义还没有在贵格会中流行开来的时期。约瑟夫·杰克逊和他的父亲合伙做红酒生意，但他之所以在李斯特的童年时代闻名世界，是因为他在光学领域的发现。他还是个小男孩的时候，就对光学产生了兴趣——那一次，他发现夹在他父亲书房的玻璃窗里的一个泡泡有放大的功能。

在 19 世纪初，大多数显微镜都是士绅阶层的玩具。它们被装在昂贵的盒子里，放在柔软厚实的天鹅绒上。有的显微镜装着木质方形底座，底座上附带一个小抽屉，用来放额外的透镜、连杆和配件，多数情况下它们从不会被用到。很多制造商还会为富有的顾客提供一套预制的包括动物骨骼、鱼鳞和娇嫩花朵的载玻片。在那个时期，很少有人专门购买显微镜来做科学研究。

约瑟夫·杰克逊却是一个例外。在 1824 年和 1843 年之间，他沉迷于显微镜这种工具，并针对其缺陷做出了许多改进。大多数透镜会导致光学畸变，因为不同波长的光通过玻璃时的折射角度不同。这导致观察对象周围有一圈紫色的光环——这一效应使得很多人都不相信显微镜所展示的东西。约瑟夫·杰克逊为解决这个问题钻研了许久，于 1830 年推出一种能够消除光环干扰的消色差透镜。在照料生意之余，约瑟夫·杰克逊挤出时间亲自打磨透镜，并为伦敦最主要的一些显微镜制造商提供生产透镜必需的数学计算。这些成果让他在 1832 年成为英国皇家学会（Royal Society）会员。

在李斯特儿时的家中，一楼有一个房间是"博物馆"，存放着全家人多年来收集的数百份化石和其他标本。[4] 李斯特的父亲坚持让孩子们在他晨起更衣时轮流读书给他听。家里的藏书主要由宗教和科学大部头组成。约瑟夫·杰克逊送给儿子的最早的一份礼物是四卷本《在家里度过的傍晚；又名，青少年规划开启》*，里面包含了寓言、童话和博物学知识。

李斯特在成长过程中逃过了一些同龄人所经历的危险的医疗方法，因为他的父亲相信 *vis medicatrix naturae***，即"自然之治愈能力"。像很多贵格会教徒一样，约瑟夫·杰克逊是一个治疗虚无主义者，相信天命才是治愈过程的重中之重。他认为给身体施用外来物质毫无必要，有时甚至是致命的。在那个大多数医疗药剂都含有诸如海洛因、可卡因、鸦片等剧毒物质的年代，约瑟夫·杰克逊的观点兴许不无道理。

鉴于这个家庭的原则如此坚定，当年少的李斯特宣布自己想当一名外科医生时，家里的每一个人都震惊不已。这毕竟是一份需要干涉上帝亲手塑造的躯体的工作。凡是李斯特家族里的人，除了一个远房亲戚以外，就没有当医生的。而且，就算是对贵格会之外的人来说，外科医学也带有一定的社会污名。当时人们把外科医生当成体力劳动者，用双手来谋生，很像今天的锁匠或水管工。最能说明外科医生地位低下的莫过于他们

相对贫穷的状态。在 1848 年之前，没有哪家大医院有过拿薪水的外科医生，而大多数外科医生（除了少数很有名的）在私人执业中获取的报酬极低。[5]

但是少年李斯特没有想过从医会对他今后的社会地位或财务状况造成怎样的影响。1841 年夏，14 岁的李斯特写信给在外照料家族红酒生意的父亲说："当妈妈外出，只有我自己在家的时候，我没有什么事情做，就画骨骼。"李斯特向父亲索要了一支黑貂毛的笔刷，以便"打出另一个人形阴影，展现出肌肉部分"。[6]他还从正面和背面两个角度画了颅骨和手的全部骨骼并加以标注。像父亲一样，李斯特也是一位技法精湛的艺术家。在后来的医学生涯中，他运用这些艺术技巧，以惊人的细节记录下了他所做的观察。

也是在那个 1841 年的夏天，一个羊头让李斯特深深着迷。在同一封信里，他称："我基本上把所有的肉都弄下来了；我觉得我也把大脑弄干净了……［然后］把它放进浸渍盆里。"[7]这是为了软化羊的颅骨上剩余的组织。接着，他详细地描写了一只青蛙的骨骼。为了解剖青蛙，他从姐姐玛丽的衣橱抽屉上偷了一块木板，把青蛙固定在上面。他兴高采烈地在信中告诉父亲，"［青蛙］看起来好像正准备跳跃"，并带着一丝同谋意味地加了一句，"别告诉玛丽木板的事儿"。[8]

不论约瑟夫·杰克逊对医学行业持有怎样的保留态度，显然他的儿子很快就要进入这个行当了。

李斯特 17 岁时进入伦敦大学学院学习，他发觉这里的生活和他儿时所知道的生活天差地别。他的家乡厄普顿地处乡村，当时的人口仅有 12 738。[9] 尽管距离城市不过 10 英里 *，想要到达厄普顿却只能骑马或乘坐双轮单座马车，姑且被称为"路"的也只是泥泞的小道。一座东方式小桥跨在一条小溪上，溪水潺潺流过李斯特家的花园，那里栽有苹果树、山毛榉、榆树和栗子树。在李斯特父亲的笔下，"折叠窗朝向果园；气候温和宜人，在一片宁静之中还有鸟啼虫鸣；翠绿草坪上点缀着芦荟，墨绿的雪松之上是若隐若现的天空"。[10]

不同于厄普顿繁茂花园的多姿多彩，伦敦的一切都是灰色调的。艺术评论家约翰·罗斯金形容伦敦是"一堆灰蒙蒙的骚动的砖砌建筑，每一个孔隙都流淌着毒药"。[11] 伦敦人习惯把垃圾堆在屋外，而一些房屋是没有门的，因为冬天的时候穷人常常会把门投入壁炉当燃料。每天都有数以千计的马、运货马车、公共马车和双轮双座马车在城市里穿梭，以至于大街小巷都铺满了马粪。每一样事物——不论是建筑物还是人——都被煤灰所覆盖。

在不到 100 年前，伦敦的人口只有 100 万，然而到了 19 世纪，这个数字就飙升到了 600 万以上。富人离开城市，去寻

---

* 英美制长度单位，1 英里合 1.61 千米。

找环境更好的地方，他们遗留的宽宅大屋被穷人占据，不久便破损失修，摇摇欲坠。一个房间里可能就住着 30 个或更多的人——男女老幼，衣衫褴褛，在铺着稻草的地上或蹲，或躺，或排泄。最穷的人不得不住在"地窖住所"里，终年不见天日。大鼠啃食着营养不良的婴儿的脸和手指，很多婴儿都在这种阴暗、腐臭、潮湿的环境中夭折了。

对伦敦的居民来说，死亡很常见，但如何处置尸体却是一个日益严重的问题。[12] 教堂墓地快要被尸骸撑爆了，对公共卫生造成了巨大威胁。新翻过的土地时常会露出几根骨头。尸体被层层叠叠地堆在墓穴中，很多都只是露天大坑，摆着一排又一排的棺材。据说在 19 世纪初，有两个人不慎跌入一处 20 英尺深的埋葬坑，被腐败的尸体散发出来的气味熏得窒息了。[13]

住在墓地附近的人也受不了这种气味。[14] 伦敦东部的克莱门特巷背靠教堂墓地，那里腐泥沉积，散发出刺鼻的恶臭，居民只得一年到头紧闭门窗。在当地的恩隆教堂（Enon Chapel）参加主日学校的孩子们也难逃气味的折磨。在教室里嗡嗡飞过的苍蝇毫无疑问产生自教堂的地下室，因为那里堆着 12 000 具腐烂的尸体。

在 1848 年的《公共卫生法案》（Public Health Act）颁布之前，对人类排泄物的处理也像对尸体的处理一样毫无章法。《公共卫生法案》通过后，中央卫生总局（General Board of Health）成立，掀起了一场卫生革命。在那之前，伦敦的许多街道实际上都是开放的下水道，释放出大量（而且往往是致命量的）甲烷。在房屋建设最糟糕的地方，房屋以所谓"背靠背"的形式排列，每排房屋之间仅以 4—5 英尺宽的过道隔开。过道中间的沟渠中则充满排泄物。尽管在 1824 年和 1844 年之间，抽水马桶的数量大大增加，但仍然解决不了问题。抽水马桶的安装让业主们不得不雇人来移除城市建筑的污水池里满溢的"夜香"。这些在城市地下涌动着的人类排泄物还有利用空间，一整支由"熬骨制胶伙计""下水道捡破烂者""河岸拾荒者"组成的地下大军应运而生。[15] 这些拾荒者——作家史蒂芬·约翰逊（Steven Johnson）称他们是历史上最早一批从事废物回收的人——在数千磅的垃圾、粪尿和动物尸体当中分拣出污秽的商品，然后将其运往市场，卖给能够重复利用它们的制革工人、农民和其他商人。

在别处进行的商业活动也健康不到哪里去。[16] 炼肥肉的、制胶的、贩卖毛皮的、切肉的、剥狗皮的，都在城市中人口最密集的区域操持着臭气熏天的活计。例如，史密斯菲尔德——从该地区步行到圣保罗大教堂只需几分钟——就有一个屠宰场。屠宰场的墙上黏结着腐败变质的血和脂肪。绵羊被猛地掷进深坑摔断腿，然后被站在坑底的屠夫宰杀并剥皮。结束一整天的工作后，屠夫们衣服上沾满了他们并不神圣的职业带来的污物，就这样回到了自己居住的贫民区。

这是一个涌动着看不见的危险的世界。哪怕是殷实人家的花卉图案墙纸或是女士帽子上装饰的假叶子，其使用的绿色颜料也含有致命的砷。人们每天吃的食物、喝的水，一切的一切都含有有毒物质。李斯特前往伦敦大学学院的时候,伦敦已经淹没在自身的污秽物之中了。

尽管被泥污尘垢笼罩,城市里的居民仍在努力改善首都的环境。比如说,伦敦大学学院所在的布鲁姆斯伯里区就像一个刚洗干净的婴儿一样散发着令人愉快的光芒,学生时代的李斯特在这里度过了大部分时光。该地区不断发展变化,扩张十分迅速,那些在 1800 年就搬来的居民将很难认出它几十年后的样子。年轻的彼得·马克·罗热医生——他后来编纂了以自己的名字命名的词典——在世纪之交搬到大罗素街 46 号的时候,曾提到过那里"纯净的"空气和新家周围广阔的花园。[17]19 世纪 20 年代,建筑师罗伯特·斯米尔克(Robert Smirke)开始在罗热居住的街道上建造新的大英博物馆。修建这座壮观的新古典主义建筑花费了 20 年,在此期间,刺耳的锤子声、锯子声和凿子声响彻整个布鲁姆斯伯里区,打破了曾让罗热心旷神怡的宁静氛围。

伦敦大学学院自身也是城市发展的一部分。[18]1825 年 6 月初一个温和的黄昏,未来的英国大法官亨利·布鲁厄姆(Henry Brougham)和几位议员在河岸街的"皇冠与锚"酒馆小聚。他们一起构想的项目就是伦敦大学学院的雏形,即创设一家没有任何宗教规定的机构。这将是英国第一所不要求学生参加英国国教每日礼拜仪式的大学,而这对贵格会教徒李斯特来说再合适不过了。后来,伦敦国王学院的竞争对手们借用学校所在的街道名，讥讽伦敦大学学院的学生是"高尔街上没有信仰的败类"。

创建者们为伦敦大学学院制定的总课程非常激进，反映了其非宗教的建校宗旨。其特色在于，既开设了和牛津、剑桥一样的传统学科，也开设了地理学、建筑学和现代史等新学科。尤其是医学院，比起牛津、剑桥更有一个优势，那就是毗邻北伦敦医院。该医院建成于伦敦大学学院成立六年之后，后来更名为大学学院医院。

不少人对在伦敦新建大学颇有微词。讽刺报纸《约翰牛》质疑喧闹的城市能否成为教育英国年轻人的合适地点。该报用标志性的讽刺语言嘲弄道："伦敦人品德高尚，伦敦的环境既静谧又养人，这些条件凑到一起，显然让首都成了最适合年轻人受教育的地方。"[19] 作者接着又假想大学将会建在西敏寺附近臭名昭著的托西尔空地贫民区，并且，"为了避免当家的父亲们反对让儿子危险地暴露在事故多发的繁忙街道上，学校雇了一大批朴素可敬的中年妇女，在学生早晨上学和傍晚放学的路上照看他们"。然而，顶着反对与忧虑的声音，伦敦大学学院的大楼还是落成了，并于 1828 年 10 月开始招生。

⌒

1844 年，约瑟夫·李斯特入学时，伦敦大学学院仍处于起步期。整个学校只有三个学院：文科学院、医学院和法学院。

按照父亲的希望，李斯特先完成了文科学位，类似于现代的通识教育，包括一系列历史、文学、数学和科学课程。在 19 世纪 40 年代，这并不是外科医生的传统学习路线，很多学生跳过了这个步骤，直接攻读医学学位。多年后，李斯特会把他联通科学理论和医疗实践的能力归功于其广博的知识体系。

李斯特身高 5 英尺 10 英寸，高过了他的大多数同学。[20] 认识他的人通常会说他身材高大、举止优雅。这个年纪的李斯特有一种古典美，有着挺直的鼻梁、丰满的嘴唇和棕色的卷发。他身上有一种略带神经质的气质，这一点在与其他人在一起时表现得更为明显。赫克托·查尔斯·卡梅伦——李斯特的传记作者和晚年好友——这样回忆他第一次见到李斯特时的情形："我走进会客厅时，李斯特背对着壁炉站着，手里端着茶杯。在我的记忆中，他总是站着……或许有那么几分钟他是坐着的，但谈话中新的转折似乎总是会让他又一次站起来。"[21]

李斯特的头脑一直保持活跃。激动或困窘的时候，他的嘴角会微微抽动，说话也开始结巴——这一症状曾在童年早期困扰过他。尽管内心容易波动，哈利法克斯的斯图尔特形容李斯特拥有一种"无法形容的温柔气质，近乎羞怯"[22]。还有一个朋友后来这样描述过："李斯特生活在由他的思想构成的世界里，为人谦逊、收敛和低调。"[23]

李斯特性格冷静，贵格会的培育让这种性格更加突出。贵格会教义规定信徒不论何时都只能穿深色的衣服，称呼他人时须用旧式人称代词，比如"汝"或"尔"。小时候，李斯特身边的大人都穿黑色大衣、戴宽檐帽，家族里的男人们从来不会摘掉帽子，就连做礼拜时也是如此。女人们身穿素色服装，脖子上系着折叠的方巾，肩上披一块素色披肩，头上则戴着一种白色薄棉布帽子，叫作煤斗帽。出于虔诚的信仰，李斯特去上大学的时候也选择了深色衣服。毫无疑问，这身打扮和他的身高一样，令他在衣着时尚的同学之中显得鹤立鸡群。

抵达伦敦大学学院后不久，李斯特住进了学校附近的伦敦街 28 号。他的室友也是贵格会教徒，名叫爱德华·帕尔默（Edward Palmer），比李斯特大 8 岁。事实上，帕尔默是罗伯特·利斯顿的助手。认识帕尔默的人形容他"虽然生活拮据，但对外科事业有着真正的热情"。[24] 李斯特和他很快就成了朋友。李斯特之所以出席了 1846 年 12 月 21 日利斯顿试用乙醚的历史性实验，一部分是受帕尔默的影响：李斯特的出席说明这不是他第一次旁听医学课程——如果没有事先在伟大的利斯顿面前混个脸熟，那天下午是不太可能进入手术大厅的。实际上，在完成文科学位之前的几个月里，李斯特就已经开始学习解剖学了。在 1846 年第四季度的账簿上，李斯特记录了购买"医用镊子和磨刀刀具"的花销，还为了买一块用来解剖的样本，付给神秘人士"U. L."11 先令。[25] 所有在李斯特小时候就认识他的人，都能明白他想开始学医的心情是多么迫切。

爱德华·帕尔默对李斯特的影响不全是有益的，他的人格也有着阴暗的一面。1847 年，两人搬到了安特希尔区的贝德福德广场 2 号，新室友约翰·霍奇金（John Hodgkin）也加入

了他们。约翰·霍奇金的伯父是著名的托马斯·霍奇金医生
（Thomas Hodgkin）——他首次描绘了一种罕见的淋巴瘤，即
现在所说的霍奇金淋巴瘤。霍奇金家族和李斯特家族是世交，
他们都是贵格会的虔诚信徒。李斯特和霍奇金曾经一起在伦
敦托特纳姆区的格罗夫寄宿学校（Grove House）上学。格罗
夫学校的课程设置对当时而言十分先进，不仅教古典学，也
教数学、自然科学和现代语言等。霍奇金比李斯特小 5 岁，他
形容他们在安特希尔的住处"肮脏不堪"，两个室友"过于成
熟和严肃"，使得"生活变得压抑无趣"。[26] 刚到伦敦大学学
院的时候，霍奇金显然不像从小一起长大的好友一般对爱德
华·帕尔默抱有好感。年轻的霍奇金形容帕尔默是一个"罕见
的存在……奇奇怪怪……无疑是一个古怪的人"。尽管帕尔默
极度虔诚，但霍奇金不认为他的古怪与宗教信仰有特别的联
系。最让霍奇金不安的是，在帕尔默的监督下，李斯特过得越
来越与世隔绝了。除了上课以外，他对各种课外活动都渐渐没
了热情，转而选择在非常压抑的环境中刻苦学习。至于帕尔
默——他后来精神失常，在精神病院里结束了他的一生——
他在立志成为外科医生的李斯特的生命里难说是一个积极的影
响。霍奇金警告说，他觉得帕尔默"即使对李斯特来说，也不
是一个十分合适的同伴"[27]。

　　李斯特和帕尔默都与他们的很多同学格格不入。在一次
面向新生的演讲中，伦敦大学学院的一名外科学讲师提醒道：
"刚刚离开父母之庇护，来到这座巨大而拥挤的城市，面对

其康庄大道和旁门左道的年轻人：臭名昭著的圈套正等着你们。"[28]他痛斥赌博、逛剧院、喝酒等"恶习"，宣称这些习惯"传染性比过去的麻风病更强，对心智的损害则比瘟疫对身体的损害更厉害"。他敦促新生们抵制恶习，以发现科学真理为目标，勤奋学习解剖学、生理学和化学。

这名讲师的提醒并不多余。

据内科医生威廉·奥古斯都·盖伊所说，在那个时代，"医学生"这个名词相当于"低俗浪荡子的别称"。[29]这是一种普遍观点。一名美国记者观察到，纽约的医学生们"往往目无法纪，精力充沛，沉迷于夜间活动"。[30]他们经常聚集在有名的教学医院附近的廉价宿舍和旅馆里，看着就是一群粗野的人。[31]他们打扮得颇为时尚——可以说是花哨——但是每个人的衬衫都带有一种特有的肮脏。他们出门时总爱叼着雪茄，虽说是种不良嗜好，但也颇有必要，因为雪茄的气味可以掩盖因长时间待在解剖室而渗透到衣服里的腐败气味。从教师反复提醒学生不要沾染恶习这一点可见，医学生是一个喜欢吵架斗殴、喝酒闹事的群体。

当然，并不是每一名伦敦大学学院的学生都是鲁莽的血性青年。有些学生，比如李斯特，学习刻苦勤奋，而且生活节俭。他们会到学校周边窄巷里星罗棋布的典当行把手表当掉，用换来的钱购买医学器械。有些人会去找刀具商，比如 J.H. 萨维尼——1800 年，他在河岸街开了伦敦第一家专营手术器械的店——买东西。此类店铺主要贩卖解剖刀、小刀和锯，一家英国报纸称，这些工具"铸造工艺十分精湛，既能大大减轻接受手术的人的痛苦，也能让做手术的人不为工具费心和担忧"[32]。

医学生与其他专业的学生有一个最大的不同，那就是他们会随身携带手术器械。当时，手术仍是一种手艺活，依靠的是技巧，而不是科技。一个新取得资格的外科医生的工具箱里有小刀、骨锯、医用镊子、探针、针钩、缝合针、缚线和柳叶刀。其中柳叶刀尤其重要，毕竟放血疗法在整个维多利亚时代盛行不衰。许多外科医生还备有便携工具盒，能胜任一些小手术，通常会在去病人家看病时携带。

在外科医生的工具箱里，截肢刀享有神话般的地位。截肢刀是 19 世纪上半叶为数不多的设计变动很大的手术器械之一，部分原因是截肢手术的性质正在改变。老一辈的外科医生习惯使用环形截肢术[33]，即围绕肢体作环形切口，剥离皮肤和肌肉，然后再锯断骨头。这就需要使用刀刃宽阔而弯曲的重型刀。新一辈的外科医生则喜欢使用皮瓣内卷截肢术。1846 年，利斯顿在试验醚麻醉的手术中用的就是皮瓣内卷截肢术。这种方法包括"贯穿"步骤，即用截肢刀向下刺入病人的肢体，然后把刀抽出，从肢体的另一面再度刺破皮肤。随着皮瓣内卷截肢术的流行，到了 19 世纪 20 年代，截肢刀已经变得纤细轻薄，刀刃笔直。

有的医生会根据自己惯用的技巧来改造刀具。罗伯特·利斯顿——据说他为了给解剖刀保温，会把刀藏在大衣袖子里——就自己设计了专属的截肢刀，刀刃为 14 英寸长，$1\frac{1}{4}$ 英寸宽，比常规的截肢刀宽大得多。[34] 刀尖的 2 英寸被打磨得十分锋利，目的是一刀刺穿大腿上的皮肤、厚实的肌肉、肌腱和其他组织。难怪 1888 年开膛手杰克疯狂作案时会把"利斯顿刀"当作行凶的武器。

在李斯特的学生时代，截肢刀之类的手术器械是细菌的天堂。时尚往往胜过了功能，许多器械都有装饰性的刻纹，装在天鹅绒衬里的盒子里，天鹅绒则沾着以前的手术留下的血迹。外科医生威廉·弗格森（William Fergusson）推荐用乌木制作手术器械的握柄，认为在切割湿滑的静脉和动脉时，乌木握柄更易于握持。在 19 世纪，尽管金属器械的产量大大增加了，诸如木材、象牙、龟甲等传统材料仍在使用。直到 1897 年，还有一份商品目录上写着"我们不认为短期内金属握柄能够代替乌木和象牙"。[35]

李斯特的第一个工具箱具备一名新手外科医生在其培训之初所需要的全部器械：用于锯断肢体的骨锯、用于分离组织的医用镊子、用于取出子弹等异物的探针。但是在李斯特带到伦敦大学学院的工具箱里，还有一种大多数同学都没有的工具——显微镜。在父亲的指导下，李斯特已经能够十分熟练地使用显微镜，并对这一科学工具的能力深信不疑。

然而，李斯特的许多老师都仍然认定显微镜对外科学来说不仅毫无用处，甚至还对医疗机构本身造成了威胁。尽管已经有一些改进，比如约瑟夫·杰克逊的消色差透镜，医学界人士还是对显微镜的功能抱有怀疑，而他们当中的许多人都没有受过使用显微镜的训练，缺乏正确操作显微镜的技能。显微镜能为人们带来任何启示吗？难道不是所有相关的征兆和症状都能用肉眼观察到吗？而在显微镜底下发现的东西，能用在治疗病人的实践中吗？除非显微镜能为内科学和外科学的实践带来明显的益处，绝大部分执业者认为没有理由在显微镜上浪费时间。

就算如此，英国的医生们很难否认，显微镜为欧洲大陆病理学的进步做出了重要贡献，尤其是在法国。在法国大革命期间，巴黎出现了不少大医院。借此东风，法国人利用显微镜以惊人的速度实现了种种发现。1788 年，整个巴黎的 48 家医院里共有 20 341 名病人，这一规模前所未有，举世罕见。[36] 然而，这些病人里的很大一部分会不治而亡。由于病人大多是穷人，他们的尸体往往无人认领，最终都落入了像马利·弗朗索·泽维耶·比沙（Marie François Xavier Bichat）这样的解剖学家手里；据说，比沙在 1801 年至 1802 年的那个冬天里解剖了至少 600 具尸体。[37]

比沙经过研究得出结论，病灶位于人体内部，各种组织是能够患病的独立单元。这与当时公认的疾病侵袭整个器官或整个人体的学说相悖。值得注意的是，比沙描绘并命名了人体内的 21 种组织，包括结缔组织、肌肉组织和神经组织——直到 1802 年，比沙从他供职的医院台阶上摔了下去，意外去世。

在 19 世纪初的几十年间，法国内科医生越来越频繁地使用显微镜。[38] 内科医生皮埃尔·拉耶（Pierre Rayer）进行了历史上第一次对尿液的显微镜观察和化学分析。生理学家和药理学家弗朗索瓦·马让迪（François Magendie）开始在教授生理学时将显微镜用作教学道具。内科医生加布里埃尔·安德拉尔（Gabriel Andral）和朱尔·加瓦利特（Jules Gavarret）则开始在透镜下分析血液。到李斯特开始读医学院的时候，一些巴黎内科医生甚至已经开始使用显微镜诊断皮肤、血液、肾脏和泌尿生殖系统的疾病了。

在英格兰，关于显微病理解剖学是否有优势的争论仍在进行。但是，李斯特毕竟是约瑟夫·杰克逊的儿子。在伦敦大学学院，他对这一复杂工具的运作掌握得比大多数教授都要好。在给父亲的一封信里，李斯特写到了他上的一堂关于光学仪器的课，提及教师"讲解了汝引入之改进，毫无疑问地把显微观察的革新全部归功于汝，说这些改进是将实验和观察运用到显微镜构造上的最令人欢喜的例子"；还说，"汝之实验技巧是最精湛的"。[39]

不过，李斯特认为该课也有不令人满意之处。让李斯特沮丧的是，教师关于显微镜的结语是负面的，认为学生应该对显微镜在医学中的应用保持怀疑，因为只要仪器还有改进的空间，其实验结果就可能存在偏差。李斯特向父亲抱怨，这堂课"让我相当失望，而且我猜其他人也会这么想"。

但是李斯特不会轻易却步。当他从伦敦大学学院的沃顿·琼斯（Wharton Jones）教授那里得到一块新鲜的人眼虹膜时，他就全神贯注地开始研究肌肉的结构。他在晶状体和虹膜中都发现了色素粒。接着，他观察了毛囊中的肌肉组织，设计了一种制作足够薄的、适用于显微镜观察的纵剖面的新方法："用两片薄的冷杉［木材］压紧一部分［头皮］，再用锋利的剃刀，连木片带头皮削下细细的一片来，就能得到合适的薄片了。"[40] 根据这些实验，李斯特在《显微镜科学季刊》上发表了两篇论文。这是李斯特在手术事业中用显微镜进行的诸多研究中最早的一批。

很多年后，李斯特的指导教师亨利·汤普森（Henry Thompson）几乎记不起关于这名学生的事情了，只说在他们两人 1851 年在大学学院医院并肩协作的日子里，李斯特"过于害羞和缄默，只能算是认识"。[41] 即便如此，汤普森还记得李斯特与其他学生的不同之处："他的显微镜比学校里任何人的都要好。"正是这种仪器，后来将协助李斯特解开纠缠外科医学数个世纪的谜题。

第 2 章　死亡之家

多么迷人的工作啊，默默地坐在房间里拆解这件工艺之杰作；正确地叫出每个部件的名字；了解它们正确的位置和功能；为这个伟大联盟中紧挨在一起、功能各异但又各司其职的诸多器官惊叹不已。[1]

——D. 海斯·阿格纽

煤气灯的光晕照亮了房间深处桌子上的一具尸体。这具尸体已然支离破碎。学生们热切地用手术刀割开尸体腹部，事后又漫不经心地把腐烂的器官扔回血淋淋的腹腔里。尸体的颅骨顶部已被切除，就搁在它原来的主人旁边的凳子上。颅骨内的大脑早在几天前就降解成了一团灰色的糊糊。

李斯特刚开始学医的时候，就在伦敦大学学院的解剖室里目睹过类似的场景。一条走道将阴暗肮脏的解剖室分为两半，走道两侧各有 5 张木桌。尸体被切下的头部垂挂在桌沿，血液滴到地上，形成一个个半凝结的血洼。[2] 地上铺着一层厚厚的木屑，让整个"停尸间"十分静谧，使进来的人感到毛骨悚然。一名学生观察道："这里一片寂静，连自己的脚步声都听不见……唯有伦敦特有的车辆驶过街道的沉闷轰响，从屋顶上的通风口惨兮兮地传进来。"[3]

尽管伦敦大学学院及附属医院在 1847 年时还比较新，但这里的解剖室就像其他陈旧机构的解剖室一样恐怖。可怖的景象、声音和气味，这里样样齐全。当李斯特切开一具尸体的腹部时——其中充满了黏稠的未消化的食物和粪便——其释放出的强烈的腐臭味会钻进他的鼻腔深处，在他离开解剖室之后的很长时间里挥之不去。更糟糕的是，在冬季上解剖课的时候，解剖室最里面的壁炉时常燃着，让整个房间闷热难耐。

和今天不同，当时的学生在求学期间无法避开死人，常常和他们解剖的尸体比邻而居。即便是不住在解剖学校附近的学生，也摆脱不掉这些可怕活动的痕迹，因为他们在解剖室里既不戴手套，也不穿戴其他护具。事实上，刚刚下课的医学生衣服上粘着血肉、内脏或脑浆的情形并不罕见。

停尸间里的尸体考验着每个踏入这里的人的胆量和镇定。[4]就连最老练的解剖者都会时不时地遇上令人心跳加快的情况。詹姆士·马里恩·西姆斯——一位杰出的妇科医生——曾讲述过他在学生时代遇到的可怕事件。一天晚上，给他上课的

教师正就着昏暗的烛光进行解剖，西姆斯不小心碰松了用来
捆绑尸体、吊在桌子较高一端上方的天花板上的链条。尸体被
其下肢的重量拉动，"猝然直立在地板上"，其"双臂强有力地
搭上了"教师的肩膀。与此同时，原本放在尸体胸口上的蜡烛
刺的一声熄灭了，整个房间一团漆黑。这名教师冷静地托住尸
体的下腋，将它放回桌子上。这一幕令西姆斯目瞪口呆。他后
来评论道，如果尸体搭在了他身上，他肯定会选择"任由重力
处理"。

对新手来说，解剖室就是一个真实的噩梦。法国作曲家埃
克托·柏辽兹曾是一名医学生。第一次踏入解剖室时，他便跳
窗而逃，直接回家了。他后来回忆，那次经历"仿佛死神本人
和他的全体喽啰对我紧追不舍"。[5] 他描述道，当看见"肢体横
陈、头颅狰狞、颅骨开裂、满地血污"的场景并闻到"房间里
充斥的恶臭"时，他只觉得厌恶至极。他认为，最糟糕的景象
莫过于大鼠咬噬着血淋淋的脊椎，一群麻雀啄食着海绵状的残
破的肺组织。显然，这不是人人都能胜任的行当。

但是，只要不转行，医学生是躲不开解剖室的。大多数学
生并不觉得解剖令人恶心，反而认为在解剖课上切开一具尸体
的机会难能可贵。李斯特也不例外。他们面对的是理性和迷信
之间持续了几个世纪的战争，是一个在科学之光还未抵达的地
方洒下光明的机会。在医学行业内部，解剖学家被追捧为探险
者，他们大胆地踏入了科学界在半个世纪前还几乎一无所知的
领域。[6] 当时有人写道，解剖学家通过解剖"让死去的人暴露

其秘密，为活着的人谋福祉"。[7] 解剖课相当于医学生加入医学兄弟会的通过仪式。[8]

渐渐地，医学生不再把眼前的尸体当作人，而是当作物体。这种隔离自身情感的能力逐渐成为整个医学界思维的特征。查尔斯·狄更斯在《匹克威克外传》中描写了两名医学生在寒冷的圣诞节早上的一段对话，虽然是虚构的，但也相当可信：

> "你把那条腿解剖好了吗？"班杰明·爱伦问。
>
> "快了，"他的同学鲍伯·索耶答道，"就小孩子来说，那肌肉算是很发达了……再没有比解剖更开胃的事了。"[9]

如今，我们以贬义的口吻将这种明显的冷漠称作临床抽离*，但在李斯特的时代，它被描绘为必要的残忍。[10] 法国解剖学家约瑟夫-吉沙尔·杜维涅曾评论说，通过"观摩和实践"尸体解剖，"我们丢下了愚蠢的柔情，从而能够无动于衷地听着人们哭喊"。[11] 临床抽离不仅仅是医学教育的副产物，更是它的目标。

在医学生变得麻木的同时，他们也失去了敬畏之心——这让大众感到恐惧。停尸所里的恶作剧十分流行，到了李斯

---

* 原文为 clinical detachment，其用法已扩展到日常英语，意为"无动于衷的，无同情心的"。在这本书中，该短语根据上下文有时按其原意来处理，有时按引申义处理。

特入读医学院的时候，甚至已经成为入行的标志。《哈泼斯新月刊》*谴责了盛行于解剖室的面对已故之人时的黑色幽默和冷漠。[12] 有的学生彻底逾越了社会规范的边界，将分配给他们的正在腐烂的尸体部位当成武器，用断肢残腿模仿决斗。有的学生偷偷把内脏带出解剖室，悄悄藏在一些地方，好让发现它们的外行人大吃一惊。一名外科医生回忆起自己上学时，曾有好奇的旁观者来解剖室参观。这些外行人士穿着双排扣外套，衣服后摆的口袋里常常会被悄悄塞进几块"免费"的肢体。

医学生的轻浮行为只是这门行当的表象。解剖尸体伴有许多生理风险，有些是致命的。格拉斯哥大学的威廉·坦南特·盖尔德纳教授在给一届新生致辞时说了一段恐怖的话："自从我被委任教授解剖学以来，每一期课程都无一例外地向大收割者**付出过生命的税金——他总是有庄稼可以收割，他的镰刀永远不会变钝。"[13]

同样，哈佛大学的外科学教授雅各布·毕格罗——他的儿子亨利·雅各布·毕格罗后来亲眼见证了莫顿的醚麻醉手术——曾提醒医学生注意解剖刀在皮肤上留下的微小伤口。这些针孔般的小伤是英年早逝的快捷途径。即使是对最有经验的解剖者而言，这种风险也总是存在。竭尽全力想要防止死亡的人反而逃脱不了死神的追捕。

---

* 《哈泼斯新月刊》是 1850 年于纽约发行的杂志，现更名为《哈泼斯杂志》，是美国的历史第二悠久的月刊。

** the Great Reaper，指死神。

活着的但生了病的人也使战斗在医疗事业前线的人付出了巨大的代价。医学生和年轻医生的死亡率很高。[14] 在 1843 年和 1859 年之间，伦敦的圣巴塞洛缪医院里共有 41 名年轻人尚未取得医生资格就死于感染。[15] 以这种方式死去的人往往被颂为殉道者，为增进解剖学的知识而做出了崇高的牺牲。即使是活下来的医学生，在住院实习期也往往会感染某些疾病。的确，进入这个行业的挑战如此艰巨，以至于外科医生约翰·阿伯内西（John Abernethy）总是会在下课时喃喃地说："上帝保佑你们。你们会有怎样的结局呢？"[16]

很快，李斯特就切身感受到了他选择的职业的生理危险。在他专注于医学学习的时候，他发现自己的手背上出现了一些小小的白色脓疱。只有一种解释：天花。

他对这种可怕疾病的警示信号再熟悉不过了，因为几年前，他的哥哥约翰曾染上天花。大约三分之一的感染者会因此丧命，活下来的人也往往会因留下的疮疤而毁容。曾有人这样写道，"它的力量留下的丑恶痕迹"纠缠着受害者，"让可爱的婴儿变得令母亲颤栗，让已订婚的美丽少女变得令情人恐惧"。[17] 这个原因让天花成了 19 世纪最可怕的疾病之一。

约翰活了下来，但不久后又得了脑部肿瘤。他与病痛斗争了好几年——先是眼睛看不见了，接着腿脚也不灵便了——

最后于 1846 年去世，去世时只有 23 岁。约翰的死让李斯特的父亲约瑟夫·杰克逊尤其难过。他从此丧失了研究显微镜的热情，终生没有再拾起它。对李斯特而言，那是他第一次目睹自己职业真正的局限性：19 世纪 40 年代，没有一位医生能够给约翰的脑部肿瘤做手术。

感染天花最初令李斯特感到恐惧。但幸好他和哥哥约翰一样，病情比较轻微。李斯特很快就痊愈了，并且没有在面部或手部留下疤痕。但是，与死神擦肩而过的经历让他很气馁，关于自身命运的无数个问题在他的头脑中萦绕不去。他开始将更多的热情倾注在宗教上。他的朋友和室友约翰·霍奇金后来写道，感染天花并痊愈后，李斯特经历了某种灵魂层面的宗教冲突。[18] 他不再专注于学业，而是开始怀疑，自己真正的使命不是外科学，而是在贵格会工作。医学没能挽救哥哥的生命。如果改行当牧师，他可以做出真正的影响。比起医疗行业，贵格会教徒更相信自然的治愈力量。也许他们在这一点上是对的。

李斯特内心的冲突在 1847 年一个星期三的晚上到达了顶点。这天，他和霍奇金一起来到位于学校附近的恩典堂街的教友聚会所，参加一个贵格会教徒的聚会。霍奇金瞠目结舌地看着他的朋友在无声祷告会上突然站起来，说："我与汝同在，我将保护汝：不要惧怕。"[19] 在这种聚会上，只有牧师才有权说话。李斯特引用了《圣经》章节，是想向他所属的团体（包括霍奇金）表明，他感到自己的命运不在手术室——那个被血液和内脏包围的地方——而是在讲道坛。约瑟夫·杰克逊马上做出了干预。儿子想要为上帝服务的愿望原本是值得称赞的，但是他不相信这个愿望可以在贵格会的体系内最好地得到实现。相反，他敦促李斯特继续学习医学，通过帮助病患来服务上帝。

　　但是，李斯特在抑郁中越陷越深。由于无法正常地学习和生活，李斯特于 1848 年 3 月突然离开了伦敦大学学院。这次精神崩溃是纠缠了他一辈子的抑郁的缩影。他的一名同辈后来说，李斯特总是被一团"严肃的阴云"笼罩着，"一举一动都受到了牵制"。[20] 他总是披着"悲伤的外衣，似乎极少脱下"，而这源于他自身浓厚的"责任感，仿佛灵魂背负着重担"。

　　李斯特的外甥兼传记作者里克曼·约翰·戈德勒（Rickman John Godlee）后来用"神经崩溃"（nervous break-down）这个似乎与其时代不符的词来形容他的舅舅在这一阶段的状态。在整个维多利亚时代，大多数医疗从业者治疗神经失调时都会使用含有危险成分的混合物，包括吗啡、士的宁、奎宁、可待因、阿托品、汞，甚至还有砷——1809 年被列入《伦敦药典》中。[21] 当时的医学正统是对抗疗法（allopathy），意思是"疾病的反面"，其拥护者们都支持使用这类所谓的神经强壮剂。简言之，这一理论认为，治疗一种疾病的最佳方式是制造与该病变相反的身体状态。例如，治疗发烧的方法就是使身体冷却下来。治疗精神紊乱的方法就是恢复并加固病人受损的神经。

　　"自然疗法"（naturopathy）——通过提高人体自身的治愈

力量来治疗疾病——也在维多利亚时代的医学界扮演了重要角色。医生们相信换个环境能够对抗他们所认为的损害神经的原因——压力、工作过度、精神焦虑，让病人离开那个导致他们崩溃的环境是关键所在。

李斯特所采取的方法正是如此。4 月底，李斯特和霍奇金一起前往英格兰南部海岸的怀特岛，参观了恶魔之湾（Scratchell's Bay）旁高 472 英尺的悬崖上的尼德尔斯灯塔（Needles Lighthouse）。6 月，李斯特抵达伊尔弗勒科姆——布里斯托尔海峡岸边萨默塞特郡内一座美丽的村庄。在那里，富商托马斯·皮姆（Thomas Pim）邀请李斯特前往爱尔兰。皮姆家族是芒克斯敦身份显赫的贵格会教徒，芒克斯敦位于都柏林附近，是那一带的一处贵格会中心。约瑟夫·杰克逊在信中对儿子说，他希望这些短途旅行有助于恢复他的精神状态："那些时不时令汝痛苦之物，无疑只是疾病的缘故，加上学业压力太大……汝现在的职责是怀抱虔诚乐观的精神，敞开心胸，观赏及享受环绕我们的丰饶美景——不要想汝自己的事，也不要长时间地思考严肃的事物。"[22]

李斯特在英国和欧洲大陆整整游历了 12 个月才返回伦敦。1849 年，他战胜心魔，在伦敦大学学院重新入学，心中再度燃起了对手术的热情。李斯特开始利用余暇在解剖室之外继续学习解剖知识，用从人骨收集者和医疗供货商那里搜寻来的人体部位拓展自己对人体结构的了解。这些人体部位包括一个膀胱、一整个胸腔和一个连着部分脊髓的头，总共花费了 12 先令 6 便士。[23] 1849 年 12 月，他从前室友爱德华·帕尔默那里买了一副完整的人类骨骼，价格是 5 英镑，用了两年时间才付清。

1850 年 10 月，李斯特完成了医学院第一年的课程，开始在大学学院医院进行住院实习。几个月后，医疗委员会委任李斯特为医院的高级外科医生约翰·埃里克·埃里克森（John Eric Erichsen）的手术助手。此前，李斯特曾因身体状况不佳而拒绝了这一职位[24]，但这一次他接受了。

维多利亚时代的医院充其量只能说比乔治王时代*的医院稍微好一点。[25] 这算不上什么明确的称赞，如果你考虑到医院还有"首席捉虫师"（Chief Bug-Catcher）——职责是除床垫里的虱子——并且其薪水比外科医生还要高的话。

为了应对城市人口不断增长所造成的需求，伦敦的一部分医院在 19 世纪上半叶经历了重建或扩建。例如，圣托马斯医院于 1813 年新建了一座解剖学教室兼博物馆；圣巴塞洛缪医院在 1822 年和 1854 年之间屡次扩建，提高了病人的容纳量。三家教学医院也于这一时期落成，包括 1834 年成立的大学学院医院。

尽管发生了诸多改变——或许也正是因为扩建让数以百计的病人突然聚到了一起——医院依然是人们心目中的"死亡之家"。有的医院只接收带了足以支付几乎不可避免的葬礼的

---

* 乔治王时代是指英国在 1714 年至 1837 年之间，乔治一世至威廉四世在位的时期，下启维多利亚时代。

钱的病人。[26] 还有的医院，比如圣托马斯医院，向那些被负责收治入院的工作人员认定为"污秽"的病人收取双倍费用。直到 1869 年，外科医生詹姆斯·Y. 辛普森仍感叹："滑铁卢战场上军人的存活率都比医院里的病人高。"[27]

尽管有一些象征性的清洁活动，但大部分医院还是人满为患、环境肮脏且管理混乱。[28] 医院成了感染滋生的场所，仅能为病人和垂死的人提供最简陋的设施，很多人被安置在通风不畅、没有干净水源的病房。在大城市的医院里，手术创口十分容易感染，因此只有最紧急的病例才允许做手术。由于医院的人员灾难性地短缺，病人常常需要在污秽的环境里忍受很长时间，才能接受医疗护理。1825 年，圣乔治医院的访客发现，一名开放性骨折患者潮湿肮脏的床单上长着密密麻麻的蘑菇和蠕动的蛆。[29] 患者本人以为这是正常情况，所以并未就此抱怨。同病房的其他病患也没有觉得这种程度的脏乱有何出奇之处。

最糟糕的是，医院里始终散发着大小便和呕吐物的恶臭。每一间外科病房都弥漫着恶心的气味，其恶劣程度让路过的医生都不时以手绢掩鼻。[30] 这种嗅觉冲击也是第一次踏入医院的外科医学生们所面临的最大挑战。

伯克利·莫伊尼汉（Berkeley Moynihan）——英格兰最早使用橡胶手套的外科医生之一——记得他和他的同事们会在进手术大厅时脱下自己的外套，披上一件因血迹和脓渍而变硬的旧罩袍。那曾是某位退休医生的罩袍，被他得意的继位者像一枚荣誉勋章一样披在身上；许多手术服装都是如此。

在这种危险的环境里，生产时阴道撕裂的产妇们承担的风险尤其高。创口为细菌敞开了大门，而细菌无处不在，连内外科医生都满身细菌。在 19 世纪 40 年代的英格兰和威尔士，每年约有 3 000 位产妇死于细菌感染，例如产褥热（或称分娩热）。总体来说，大约每 210 次分娩中就有一例死亡。[31] 还有许多妇女死于盆腔脓肿、出血或腹膜炎——后者是一种可怕的疾病，细菌进入血液系统，使腹膜，即腹腔内壁发炎。

由于外科医生每天都会看到病人受苦，大多数人将其视为不可避免之常态，很少有人认为这是一个有待解决的问题。大多数外科医生都只关注病人个体，而不在意医院全体病人和统计数据。他们大体上也不关心疾病的原因，而只重视诊断、预后和治疗。然而，李斯特很快就会对医院病房恶劣的状况，以及怎样做可以处理眼前日渐严重的人道主义危机形成独到的观点和见解。

李斯特在医学生时期接触到的很多外科医生都持宿命论观点，觉得能在多大程度上帮助病人、改进医院都只能听天由命。约翰·埃里克·埃里克森——大学学院医院的高级外科医生——就是一个例子。

埃里克森身材精瘦，满头黑发，有一捧那个年代标志性的浓密络腮胡。他和善的脸庞上长着一双清澈而充满好奇的眼睛，后倾的额头配上一个高鼻子，嘴唇的弧度略带讽刺。和他的很多同仁不同，埃里克森的手术技巧不算纯熟。相反，他的名声主要来自写作和教学。他最成功的一部著作是《外科手术的科学与艺术》(*The Science and Art of Surgery*),前后一共出了9版,在几十年里都是外科学最主要的教材。[32]这本书被翻译成了德语、意大利语和西班牙语,在美国也备受追捧,以至在美国内战期间,联邦军给随军医生每人发了一册。

尽管如此,埃里克森却对外科学的未来缺乏远见,他认为外科学在19世纪中期正快速接近其极限。历史会记得这个长着络腮胡的外科医生的错误预言:"手术刀的征途上不可能总是有处女地;人体之内肯定有一些永远无法被侵入的神圣部分,至少是外科医生的双手所不能触及的。我们已经在相当程度上——如果不是彻底地——触及极限,这一点基本上毫无疑问。智慧而仁慈的外科医生将永远不会闯入人类的腹腔、胸腔和大脑。"

将这些有些任性的预言暂时放一边,埃里克森的确认识到了近年来的教育改革正在引发外科医生的重大变化。此前,外科医生只是双手稳健的屠夫,名字比较好听而已,但现下却成了有更多知识加持的熟练操作者。埃里克森注意到:"手过去一直是[外科医生的]唯一依靠;但如今外科医生行使职责还要靠头脑,其作用与手相当,甚至更重要。"[33]

埃里克森取得目前职位的故事带有不幸的色彩,生动反映了这一行业的风险。四年前,他的前任约翰·菲利普斯·波特(John Phillips Potter)在解剖室解剖了马戏团侏儒演员哈维·利奇(Harvey Leach)的尸体。哈维·利奇在伦敦以"飞行地精"

的名字广为人知，因为他喜欢在舞台上轻快地绕圈移动，像一只有翼昆虫一样。

利奇经常被宣传为"世界上最矮的人"，以怪异的表演闻名。他不仅身材矮小，两条腿还不一样长，一条长 18 英寸，另一条则长 24 英寸。他走路时，两条胳膊像猿一样扫着地面。有人形容，利奇看起来"就像一个头连着一副躯干，踩着一对脚轮移动"。[34]

利奇的奇怪外表最终引起了美国马戏团老板兼骗子 P. T. 巴纳姆的注意，后者是"巴纳姆与贝利马戏团"的创始人。巴纳姆给利奇穿上野兽的皮，在伦敦的大街小巷贴起了广告，上面写着"它是什么？"。巴纳姆不知道，利奇的事业正如日中天，此时人人都认得他，没用几天这头神秘"野兽"的身份便告破了。[35] 尽管一开始出了岔子，巴纳姆还是让利奇继续在他的马戏团表演，直到这个 46 岁的侏儒死于臀部受伤继而引发的感染。[36] 在那个人们用尽一切方法保护自己尸体完整的时代，据说利奇却交代别人，要把他的尸体交给那些最有可能把他切开的人。一家澳大利亚的报纸报道，利奇要求将尸体"交给杰出的外科医生利斯顿先生，不要下葬，而是经过防腐处理后存放在玻璃柜里，因为这位医生是他的一位特别朋友"。[37] 另一家英国报纸则称，利奇"把遗体赠给最亲密的朋友和伙伴波特先生"[38]，这种说法似乎可能性更大，因为最后实施解剖的正是波特。不论波特是如何得到利奇的尸体的，也不论利奇本人的真正意愿如何，1847 年 4 月 22 日，解剖开始了。

　　波特此前已证明了自己是一名聪慧、优秀、充满活力的教师。[39] 这个星期，他刚刚当上大学学院医院的助理外科医生。据说，由于波特在做解剖学示范时亲切而热诚，他在同事和学生之间广受欢迎，李斯特也是他的崇拜者之一。波特剖开利奇僵硬的尸体，发现"大腿骨和大腿肌肉似乎不见了，膝关节直接连至臀部"。[40] 据波特观察，利奇不具备正常的身体结构，取而代之的是"一块非常强壮的三角形骨骼，底面朝上……通过非常强健的韧带连在臀部"。波特猜想，这可能就是这位著名的马戏团表演者能够跳十英尺高的原因。

　　波特仔细地继续切入尸体深处，并不时停下来做详细的笔记。突然，他的柳叶刀滑脱了，戳破了他的食指关节。他没有意识到自己因此陷入的危险境地，继续进行解剖。数天后，这名年轻的外科医生开始出现脓血症的症状，这是败血症的一种形式，其结果是全身长满脓肿——这无疑是因为他曾接触过利奇充斥着细菌的尸体。感染沿着他的手臂扩散，最终遍布他的全身。在接下来的三个星期里，包括罗伯特·利斯顿在内的五名医生曾为波特治疗。据说在这名年轻的医生去世之前，他们一共从波特的骶部抽出了 3 品脱*脓液，从胸腔则抽出了两品脱。官方报告推断，如果波特在匆忙进入解剖室前吃了早餐，他也许就不会死，因为充满食物的胃本可以吸收一部分他在解剖利奇时沾染的有毒物质。在那个对细菌一无所知的年

* 英制容量单位，1 品脱约合 0.57 升。

代，这一解释似乎足以让大家信服了。

200 个送葬者跟在波特的棺材后面，来到宽阔的伦敦肯萨尔绿色公墓参加他的葬礼，向这个在其短暂的职业生涯中表现出巨大潜能的人致敬。《柳叶刀》后来向他致以哀悼，称这是"才华横溢的青年英才在血液中凋零的最令人悲伤和沮丧的例子"。[41] 不过，波特的不幸成了埃里克森的幸运。被铲回波特坟墓的泥土还未填实，这名在丹麦出生的外科医生就坐上了已故同事的位置。

现在看来，1847 年对这家医院的不少外科医生来说都是不幸的一年。12 月 7 日——在进行历史性的醚麻醉手术的将近一年后——伟大的外科医生罗伯特·利斯顿因主动脉瘤突然离世，享年 53 岁。他的死给大学学院医院的职工造成了重大影响，许多人辞去职务，转而追随其他的外科巨擘。[42] 没了像波特和利斯顿这样深受欢迎的教师，希望在这里学习的学生也变少了，这导致医院的收入大幅减少。19 世纪 40 年代末，大学学院医院的欠债高达 3 000 英镑，不得不将 130 个床位减少到 100 个。[43] 在这些床位中，只有一半分配给了外科病例。

埃里克森很快就得到了提拔。1850 年，年仅 32 岁的埃里克森当上了外科主任。比他年长的同事理查德·奎恩（Richard Quain）对此很生气，在此后的整整 15 年里一直不肯和埃里克森说话。医院政治就是这样在任何时代都有。埃里克森原本有三名助手，加上李斯特就成了四个。助手的职责包括为每位病

人写病历、准备饮食表以及协助尸体剖检。李斯特和其他三名
助手向埃里克森手下的住院外科医生亨利·汤普森报告。汤普
森是一个古怪的年轻人，后来因为举办"八度"聚会——有
八人参加、提供八道菜、在晚上八点开始的晚宴——而闻名
伦敦。他的职责是监督助手的工作，并在每天早上为埃里克森
的病人做检查。由于他具有外科医生的资格，所以也负责协助
埃里克森做手术。李斯特等助手则没有资格参与手术。

五个人都住在医院里的宿舍区。搬进宿舍对李斯特而言是
一个健康的改变，他在读文科学位时曾寄宿在爱德华·帕尔默
那里，生活方式十分沉闷。李斯特第一次接触到了来自不同教
育和宗教背景的年轻人，这些人有许多观念都与他截然不同。[44]
他在新环境里如鱼得水，成了学生团体的活跃分子。李斯特加
入了医学社，部分原因是想要纠正在精神崩溃前就有的口吃。
在医学社里，他热衷于和其他学生就显微镜作为医学研究工具
的优势进行激烈的辩论。他对顺势疗法持尖锐的抨击态度，称
其"在科学上丝毫站不住脚"[45]。他的雄辩很有影响力，所以
在加入医学社一年后被推举为社团主席。

说回医院的事。李斯特刚当上埃里克森的助手没多久就遇
上了丹毒大爆发。这是一种急性皮肤感染，有时被称作"圣安
东尼之火"，因为它会使皮肤发红发亮。这一疾病多由链球菌
导致，会在几小时内迅速发展，导致病人高热、震颤，最终死
亡。当时，大多数外科医生认为丹毒是无法治疗的。它的可怕

影响无处不在。它的传染性极强，以至于费城的布洛克利救济院（后更名为费城总医院）等机构在1月到3月之间暂停了一切手术，因为他们认为这段时间是丹毒流行的高峰季节。

李斯特比他的大多数同学更熟悉这种传染病。自李斯特小时候起，他的母亲伊莎贝拉就多次受过丹毒复发的折磨。[46] 可能正是母亲的身体一直欠佳的缘故，李斯特到晚年时有几分疑病症患者的特征。他的神经症最明显的表现就是对鞋子的执念，始终只穿鞋底非常厚的鞋。一个朋友猜测，这是由于李斯特"对双脚湿透抱有莫名恐惧"[47]，当时的人们认为双脚湿透是疾病之根源。

丹毒是19世纪医院里的四种主要感染之一。其他三种感染分别是医院坏疽（皮肤、肌肉和骨骼的溃疡和腐烂）、败血症（血中毒）和脓血症（长出充满脓液的脓肿）。每种感染均有可能致死，取决于多种多样的因素，尤其是患者的年龄和健康状况。"四大感染"造成的感染和化脓后来被统称为"医院病"（hospitalism），医学界越来越多地将之归咎于城市里成立大型医院，猝然把病人们聚集在了一起。尽管这些建筑的落成满足了迅速增长的人口的需求，但很多医生认为医院抵消了外科医学的进步。这是因为，大多数病人的死因是术后感染，而他们如果不来住院，就不会被感染。确实，当时曾有人指出，"在'医院病'这一系统性现象有所改善或彻底改革之前"，医学界不应期待"在公共场所实践治愈的艺术有什么发展"。[48]

问题的根源在于没有人清楚传染性疾病是如何传播的。在

19 世纪 40 年代，有效公共卫生政策的制定受制于所谓的传染主义与反传染主义之争。传染主义假设疾病在人与人之间传播，或是以货物为媒介从瘟疫区传播到世界上的其他地方。但说到疾病是依托什么介质传播的，传染主义者便语焉不详了。有的人认为，传播媒介是一种化学物质，或是一种"隐形小球"。有的人则认为疾病是通过"微动物"（animalcule）——这个词被用来代指各种各样的微小有机体——传播的。传染主义者主张，预防并控制流行病的唯一途径是检疫隔离加上贸易限制。说到天花之类的疾病时，传染学说似乎颇为可信，因为脓疱里的液体很容易被视为传播的媒介；但是，像霍乱或黄热病这样不涉及直接接触的疾病，传染学说似乎就不足以解释其传播方式了。

另一阵营是反传染主义，认为疾病从污垢和腐烂的东西里自发生成，即所谓腐生过程，随后再通过有毒蒸汽，即瘴气（miasma）在空气中传播。（疟疾的英文名称 malaria 源于意大利语的 *mala*，意为"不好的"，和 *aria*，意为"空气"，说明人们认为这种疾病源于瘴气。）反传染学说受到了医学精英们的推崇，他们反对传染主义者关于在疾病流行期间严格限制自由贸易的主张。反传染主义者相信他们的理论建立在可靠的观察之上。只需看一看拥挤的城市的肮脏状况，就可以看出人口高度密集的区域通常也是疫病暴发的中心。1844 年，内科医生尼尔·阿诺特（Neil Arnott）对反传染学说进行了总结，称大都市地区疾病的直接和主要原因是"[人们的]住所内外，食物残渣的腐烂和人们自身排出的污物逐渐累积所产生的不纯大气的毒害"。[49]反传染主义者拥护他们自己的一套疾病预防与控制方法，强调改善环境，从根源上去除疾病产生的条件。

尽管许多医疗从业者都发现，这两种理论都不能对传染性疾病如何传播做出全面的解释，但大多数在医院工作的外科医生都站在反传染主义一边，把过度拥挤的病房的不洁空气指为医院病的源头。[50]法国人把这种现象称为 *l'intoxication nosocomiale*（医院中毒）。在大学学院医院，埃里克森也持此种意见。他坚持认为，是腐败的伤口所产生的瘴气感染了病人。他推测，瘴气先在空气中达到了饱和，然后被病人吸入——瘴气可能出现在"任何时节、任何情况下；如果手术后的和受伤的病人过度聚集在一起……毒性极强"。[51]埃里克森估计，如果一间有14个病床的病房里伤口感染的病人超过了7个，就会不可挽回地导致四大医院病中任何一种的爆发。这么想不是他的错。

产科医生詹姆斯·Y.辛普森曾经对比了这一时期乡下行医者手术刀下与伦敦、爱丁堡大医院的死亡率，发现了惊人的差异。[52]在12个月内，乡下共有23人接受了双侧截肢手术，其中7人死亡。这一数字看似挺高，但与同期爱丁堡皇家医院的死亡率相比，就显得很低了。在皇家医院接受双侧截肢手术的11名病人中，死亡人数达到了惊人的10人。如果进一步考察其中细节，就会发现在19世纪中叶的乡下，截肢手术病例的死亡原因主要是休克与体能衰竭，但在大城市的医院，主要的致死原因是术后感染。一些外科医生开始质疑大医院对病人的恢复能力造成的影响。

　　大学学院医院为应对医院交叉感染的四重奏制定了一种迅速隔离政策。[53] 在 1851 年 1 月，李斯特开始为埃里克森工作时，《柳叶刀》报道称大学学院医院"一直十分健康，医院的围墙之内基本没有丹毒产生"。可就在同一个月里，一名双腿坏死的病人被从伊斯灵顿济贫院送进了大学学院医院的病房。这名病人恰好感染了丹毒。尽管他只在病床上躺了两个小时就被埃里克森下令迅速隔离，但为时已晚，损害已经造成。短短的几小时里，感染传遍了整个病房，多名病人因此丧命。医院将受感染的病人移出病房，隔离在医院的另一个区域，这场爆发才终于得到了控制。

　　许多受害者最终无疑会被送往解剖室接受解剖，这让李斯特和他的同事们更深刻地认识到，疾病与死亡的循环，似乎在本质上就是牢不可破的，而这个循环的中心正是医院的病房。在"死亡之家"治疗病人，成功与否全凭运气。但是，偶尔也有那么一两次，机遇会出现在外科医生面前，促使他们主动出击，以出乎意料的方法治病救人。很快，李斯特就会发现这一点。

第 3 章　被缝合的肠道

在即将施予疼痛和危险时，我们应当自问，若易位而处，自己是否还会做此抉择。[1]

——阿斯特里·库珀爵士

　　1851 年 6 月 27 日凌晨一点，李斯特的烛火在大学学院医院事故暨门诊部的窗边摇曳着。其他病房最近都安装了煤气吊灯，只有医院的这个区域还在依靠烛光照明。[2] 在医疗环境中，蜡烛一向容易造成问题。它们提供的照明不够稳定；为了充分地检查病人，外科医生不得不把蜡烛拿到离病人很近的地方，很容易造成危险。埃里克森的一个病人不久前才抱怨过，某一次检查中，滚烫的蜡油滴在了他的脖子上。[3]

　　李斯特常常趁着夜晚的安静补写病例记录、巡查病房。不过，这个夜晚注定不会平静。突然，医院门前的大街上爆发了一阵骚动。李斯特一把拿起窗边的蜡烛，他的脚步声在硬木地板上引起了回响，烛光渐渐消失在建筑深处。他大步走向医院大门，跳跃的烛光短暂地照亮了他经过的房间。就在这时，大门猛然被打开了。李斯特将蜡烛举高，烛光照亮了一名警察慌乱的脸。警察怀里抱着一个不省人事的妇女。该妇女的腹部被刺伤，尽管伤口很小，但光滑卷曲的肠子已经从身体里冒了出来。李斯特不止是在值班的外科医生中资历最深的——他是当时唯一一个在值班的外科医生。

他放下蜡烛，开始检查伤口。[4]

李斯特照管的这名妇女名叫朱莉娅·沙利文（Julia Sullivan），她是 8 个孩子的母亲，也是丈夫酒后脾气失控的受害者。家庭暴力在维多利亚时代的英格兰并不罕见。打老婆是一项全民消遣，像朱莉娅这样的妇女往往被她们的丈夫视为财产。

有的男人甚至会在厌烦了自己的老婆孩子之后把他们卖掉。一例此类买卖的契据显示，某位奥斯本先生"同意将妻子玛丽·奥斯本与孩子售予威廉·萨金特先生，总价一英镑，并放弃一切权利"。[5] 在另一例中，一位记者写道，某位屠夫把妻子拖到了史密斯菲尔德市场，"在她脖子上套了缰绳，腰上也套了一个，把她拴在栏杆上"。[6] 该丈夫最后为妻子寻到了一位"开心的买家"，把"自己的旧肋骨"卖了 3 基尼又 5 克朗。1800 年到 1850 年，英国共发生了 200 余起有记录的卖妻案例。[7]

毫无疑问，未报告的例数更多。

在 19 世纪中叶，被虐待的妇女几乎不受法律保护。《泰晤士报》的主编曾批评治安法官对虐待妻子的丈夫判决过于宽大，他认为"婚姻纽带似乎被认为赋予了男性一定程度的权力，使得他们对女性的暴力行为可以不受惩罚"。[8] 整个社会都对男性的暴力虐待行为视而不见。平民对丈夫打妻子和孩子习以为常，进一步鼓励了这种行为。1850 年 5 月 31 日，《纪事晨报》的一位作家评论道：

> 任何人只要不畏麻烦地去审视大众的意见，都能清楚地看到，大众深信他们有**权利**对**自己的**妻子和**自己的**孩子施以任意程度的躯体暴力。如果有人要求干涉这种被假定的权利，会让大众发自肺腑地感到诧异。不是**自己的**妻子和孩子吗？他们没有权利随心对待自己的东西吗？在他们的理解中，这些语句并不是比喻。脚上的鞋、手里的棍子、骑的马或驴、妻子和孩子，都是"我的"，含义没有区别。[9]

这就是朱莉娅·沙利文所生活的世界。[10] 就在她被紧急送到大学学院医院的一小时前，她 59 岁的丈夫杰里迈亚·沙利文（Jeremiah Sullivan）用藏在袖子里的一把窄刃长刀刺伤了她。

早在这次攻击前，这对怨偶的矛盾就已经很深了。由于杰里迈亚酗酒并不时行诸暴力，朱莉娅在五个星期前从家里搬了出来。逃走是朱莉娅为数不多的选择之一。在 1851 年，如果一名妇女想要发起离婚诉讼，她的丈夫必须同时具有通奸行为和暴力行为（丈夫提出离婚的条件则不同）。即使这两个条件同时满足了，离婚的损失也是下层阶级妇女所负担不起的。她们通常没有日常生活的经济来源，若获准合法分居，还有可能被禁止和孩子接触。在朱莉娅的例子里，按照英格兰法律，经常被酗酒的丈夫暴打并不足以申请离婚。

被刺伤时，朱莉娅已经从家里搬了出去，在卡姆登镇与一名上了年纪的寡妇共享一个房间。伦敦的这个区域里混杂着各式各样的贫穷的工人阶级。在攻击事件发生的三个星期前，一群当地居民曾听到杰里迈亚在朱莉娅住的街上大声嚷嚷淫秽言语，并威胁妻子的生命安全。他的言行举止充满了偏执与妄想，他还认定朱莉娅有婚外情。一个名叫弗朗西斯·波尔托克的男人走到杰里迈亚面前让他走开，并告诉他，他的妻子没法出来见他。据法庭文件记录，杰里迈亚听到此话怒气冲冲地说："如果她不让我进去，我就干掉她。"

攻击事件发生当晚，朱莉娅下班之后意外发现杰里迈亚站在她的公寓门口。他一把抓住朱莉娅，命令她跟他回家，又威胁性地敲了敲自己的袖子。朱莉娅觉得这一举动很奇怪，便问他袖子里藏了什么。杰里迈亚冷笑道："啊唷，愚蠢的女人，你以为我的夹克袖子里藏着什么能让你丧命，然后让我的灵魂下地狱的东西？"

　　两人爆发了激烈的争吵，导致邻居布丽奇特·布莱恩出来抱怨声音太大。杰里迈亚胁迫他的妻子跟他去当地一家酒吧。朱莉娅拒绝了，于是杰里迈亚用手推她的背，把她推到了街上。布丽奇特劝朱莉娅满足杰里迈亚的要求以息事宁人，三人便一同去了酒吧。在酒吧里，由于朱莉娅拒绝跟杰里迈亚回家，夫妻俩再一次争吵起来。最后，两名妇女自行起身离开，开始往住处走。就在她们以为摆脱了杰里迈亚和他的酒后胡言的时候，杰里迈亚突然从暗处扑向她们。朱莉娅以为她的丈夫要打她，便用双手护住了脸。就是在这个时候，杰里迈亚将匕首深深插进了她的腹部，口中嚷着："你看，我说到做到！"

　　朱莉娅疼得弯下腰去。布丽奇特慌乱地把手伸进她的朋友的衣服下面探查伤口并喊道："沙利文，你杀了你的妻子！"杰里迈亚站在那里看着眼前的一切，半晌才阴沉地回答道："没有，她还没死呢。"

　　托马斯·金特尔（Thomas Gentle）警官当天晚上在值班。他事后回忆说，他看见朱莉娅趔趔趄趄地在街上走着，杰里迈亚和邻居布丽奇特一边一个搀扶着她。他问朱莉娅怎么回事，朱莉娅呻吟道："哦，警官，我的性命全靠您了。这个男人捅了我。"她一手指向她身旁的丈夫，另一只手本能地按住了腹部。直到这时，她才发现了一件恐怖的事，不禁倒抽了一口气："啊，我的肠子流出来了！"金特尔把这个惊慌失措的妇女送到最近的外科医生穆沙特先生的住所，但医生不在家。他找来另外两名巡警帮忙，让其中一个把朱莉娅送往高尔街的大学学院医院，另一个则与自己一起将杰里迈亚押送收监。这个醉醺醺的罪犯嚷着，他唯一遗憾的是（他臆想中的）那个同他妻子睡觉的姘头不在，否则他会"为他提供相同的服务"。[11]

大多数的病患和伤员，也包括朱莉娅·沙利文，都是经由事故暨门诊部被大学学院医院收治的。只有极少数病人能转入病房。这并非不寻常。总体来说，每4位病人中平均只有1位有机会住进城市医院的病房。[12] 1845年，共有17 093位病人前往国王学院医院就诊，只有1 160位被收入病房。[13] 大多数医院设有"入院日"，专门用来接收住院病人。每周可能只有一天是入院日。1835年，《泰晤士报》报道了一件小事。[14] 一名年轻妇女患了瘘管、脑部炎症和肺痨，却被伦敦的盖伊医院拒收，因为当天是星期一，而星期五才是入院日。该妇女于星期五再度前往医院，却又一次被医院拒收，理由是她不够准时，比规定时间晚到了10分钟。她心灰意冷地返回乡下，由于病情严重，没过几天就去世了。

在19世纪，除了皇家自由医院外，伦敦几乎所有的医院都采用一种"住院票制度"来控制住院病人的接收。住院票可从医院的"赞助者"处获得。赞助者们向医院支付年费，从而享有推荐病人住院和在选拔医护人员时投票的权利。病人一方若想弄到一张住院票，需要耗费数日等待，对赞助者的仆从死缠烂打，乞求住院的机会。病情或伤势紧急者将获得优先权。"无法医治者"则会被拒绝，比如患有癌症、结核病或性传播疾病的人。

朱莉娅·沙利文在当晚起码有一点是幸运的。[15] 伤口的致命性让她获得了即刻关照。尽管李斯特从未独立做过手术，并且极度缺乏治疗严重创伤病人的经验，但对朱莉娅而言，能得到他的医治仍为一件幸事。在她躺在担架上被紧急送入医院大门后，李斯特迅速检查了她的下腹部。她的外衣与衬衣均被刺破，伤口呈纵向，长约 2/3 英寸，周围都被血染红了。在衣服下面，近 8 英寸长的一段肠子从伤口处冒出来。

李斯特在这个骇人的时刻保持了镇定。他给朱莉娅用了麻醉剂，用与血液温度相同的温水将附着在肠子上的粪便洗去，轻柔地试图把肠子放回原位。就在此时，这位年轻的外科医生意识到，由于伤口过于狭小，这一操作无法完成，他必须将伤口扩大。

李斯特拿起手术刀，谨慎地将伤口向上、向内扩大了一些，使之延长了 3/4 英寸。随后，他小心地将大部分滑出的肠子放回腹腔，只留了被杰里迈亚用匕首刺破的一小截在外面。接着，他小心翼翼地用细针与丝线缝起肠子上的伤口。伤口缝合后，他给丝线打了一个结，剪除线头，将这截受伤的肠子也放回腹腔，再将肚皮上的伤口收拢，来抑制血液与粪便的渗出。在李斯特处理完肠子之后，朱莉娅肿胀的腹部渗出了一些稀薄的红色液体。"少量失血，病人神志清醒，只是有些虚弱"，李斯特对此很满意。

　　分两步放回肠子为李斯特争取了时间，让他可以专心地用线缝合伤口。他大胆地决定缝合朱莉娅肠子上的伤口——这一操作在当时极富争议，就连经验最为丰富的外科医生都常常会拒绝采用。李斯特的操作确实成功了，但很多医生都失败了。外科医生安德鲁·埃利斯（Andrew Ellis）于1846年评论道，"在关于治疗肠道破损的诸多文献中，你将看到截然不同的见解"。有些医生提倡不做任何操作，仅仅密切观察病人的状态，就像名字恰如其分的外科医生卡特勒先生 * 在病人托马斯·V.的案例中所做的那样。这位托马斯在与朋友摔跤时，不幸被匕首刺中腹部。他抵达医院后，卡特勒医生注意到他的体表没有明显出血，就给这个疼得打滚的可怜人开了20滴鸦片酊。次日，病人的肠道功能开始衰竭，腹部鼓胀，十分痛苦。为了减轻病人的不适，卡特勒命人为他进行了灌肠治疗，但并没有任何效果。于是，卡特勒又开给他4盎司白兰地。第三天，病人仍处于十分痛苦的状态。他的皮肤与四肢末端变得冰冷，脉搏也变得微弱。医生再一次用番泻叶与蓖麻油为他灌肠，冲洗出了少量粪便。这时病人稍稍恢复了一点，然而，当天晚些时候，病人就不行了，最终死去了。

　　尽管当时缝合术使用广泛，但被缝合的伤口或切口常常感染。在处理被刺破的肠道时，感染的风险尤其高。大多数医生

---

* Cutler，意为"刀匠；刀具商人"。

倾向于使用在火盆上加热至赤红的铁质刀片烙合伤口。"［皮肉］烧灼得越慢，效果越好。"外科医生约翰·利扎兹（John Lizars）评论道。如果烧灼得很深，损伤处可以维持几周甚至几个月，使得伤口从内向外愈合。当然，这一方法所造成的疼痛剧烈至极，而且无法保证病人的存活——尤其是因为，维多利亚时代的医院充斥着细菌和其他微生物，病房的通风很差，而病人只能在这种环境中等待康复。

这就是维多利亚时代大多数不幸遭受腹部创伤的人所面临的医疗状况。朱莉娅·沙利文的手术之所以能够成功，既要归功于李斯特的手术技巧，也要归功于运气。毫无疑问，李斯特的灵感来自疝气案例中将错位的肠道放回体内的步骤。在李斯特住院实习的初期，埃里克森曾治疗过一名疝气病人。[16] 该病人小时候腹部遭受过重踢，之后就一直被疝气困扰。几十年后，患处变得肿胀且疼痛。埃里克森不得不切开病人的肠子来减轻腹内压力，然后将肠子放回正确的位置。术后，病人似乎稍稍恢复了；但是到了第二天，他就去世了。

除了在埃里克森负责的病例中观摩过类似的操作，在朱莉娅被送进大学学院医院之前，李斯特有可能恰好正在学习相关知识。实际上，由于城市里的医院常常遇到刀伤及工业意外病例，刺穿伤导致的肠道疝气在当时是一个热门话题。乔治·詹姆斯·格思里（George James Guthrie）曾在四年前，也就是 1847 年，写过一本此类专著。外科医生本杰明·特拉弗斯（Benjamin Travers）也写过大量相关文章。[17] 1826 年，特拉弗斯在《爱丁堡医学科学期刊》上报告过一则类似于朱莉娅·沙利文的案例。案例中的妇女用一片剃须刀片刺伤了自己的腹部，被送至圣托马斯医院。抵达医院时，她已经昏迷。特拉弗斯用丝线缝合了被刺破的那部分肠子，然后才将肚皮上的伤口扩大，将滑出的肠子放回腹腔，接着又用张力缓冲缝术缝合了肚皮上的伤口。病人被禁食禁水了 24 小时。接下来的几周，病人逐渐康复，直到她的肠道突发炎症。针对这一状况，医生在她的腹部放了 16 条水蛭，并使用了灌肠术。伤口最终还是愈合了，病人在手术的两个月后被允准出院。

作为医学生，李斯特熟读此类文献。除此以外，当晚的李斯特在处理朱莉娅被刺破的肠子时之所以展现了异常精湛的技术，可能还有一个原因。四个月前，《柳叶刀》宣布，由伦敦医学协会举办的三年一度的弗特吉金质奖章（Fothergillian Gold Medal）比赛主题是腹部创伤及其治疗。李斯特已经凭借在伦敦大学学院的工作拿了一些奖，不过弗特吉金质奖章是行业内最负盛名的奖项之一。李斯特是不是刚好在温习关于腹部创伤的知识，想着可以写一篇论文参赛呢？

尽管李斯特的手术成功了，但朱莉娅的康复才刚刚开始。李斯特限制朱莉娅在康复期内只能吃流食，以减轻肠道压力。他还让她定时摄入鸦片。在 19 世纪，随着大英帝国的扩张，鸦片的使用变得比酒精更加流行。直到 1868 年，英国才颁布了《药房法》（Pharmacy Act），规定只有具备资格的药剂师可以销售危险药品。此前，任何人都可以买卖鸦片，譬如理发

师、糖果商、五金商、烟草商或酒商。李斯特将这种强效药用
在各个年龄段的病人身上，其中也不乏儿童。

在接下来的几周里，埃里克森接手了朱莉娅的治疗。李斯
特尽管在手术室尽显英勇，但在医院里仍是埃里克森的下级。
和圣托马斯医院收治的那名妇女一样，朱莉娅在术后不久也出
现了腹膜炎。埃里克森的处方包括水蛭、泥敷剂、热敷，均用
以减轻鼓胀症状。朱莉娅终于康复了。1851 年晚些时候，《柳
叶刀》两度提及这一病例，强调了朱莉娅的康复之重要性：
"［这场手术］十分重要……我们认为，比往常更详细地讨论
才是明智之举。"[18]

在朱莉娅接受手术的两个月后，8 月的一个潮湿的日子
里，李斯特登上一辆公共马车，穿过整座城市，抵达老贝利街
（Old Bailey）的中央刑事法院。朱莉娅的丈夫被控谋杀未遂，
李斯特将作为证人出席庭审。在 19 世纪中叶，外科医生在法
庭上举证的情况并不罕见。他们举证的范围广泛，比如被告的
精神健康状况、伤口类型、投毒的化学或生理迹象——在维
多利亚时代，投毒正快速成为除掉仇人的"时髦"方法。法院
共传唤了六个人对杰里迈亚·沙利文作不利证明，李斯特是其
中之一。

老贝利是全国最令人敬畏的法院。它是一座堡垒一样的建

筑物，被半圆形砖墙环绕着，这样设计是专门为了阻止犯人与公众交流。它紧邻臭名昭著的新门监狱，那里曾经关押过丹尼尔·笛福*、基德船长**、威廉·佩恩（宾夕法尼亚殖民地的建立者）等知名人士。这两座建筑的门前是一个开放式广场，在1868年之前一直是公开处决犯人的地方。在执行绞刑的日子里，数以千计的旁观者聚集在这里，看着受刑人在绞索收紧时拼命挣扎。可能每隔短短的两天，就会有一个被判有罪的犯人被处决。

查尔斯·狄更斯曾描写过老贝利："对于首次进入［法院］的人而言，没有什么比伴随着诉讼的那种平静的无动于衷更震撼人心；每场审判似乎都只是一桩生意。"[19] 律师、陪审团成员、法庭观察员懒散地坐在硬木长椅上，有的翻阅晨报，有的交头接耳。在等候传唤下一个案件时，有的还会趁机打个盹。漠不关心的气氛笼罩着整个法院，让缺乏经验的人愈发忐忑不安。局外人若是忽略了一个事实——老贝利的裁决往往得靠一根绞索来执行——也是可以理解的。

杰里迈亚站在被告席上，正对证人席。在他的上方有一块共鸣板，用来放大他的声音。在18世纪，证人席上方还会放置一块镜面反射板，用来向被告脸上打光。到了李斯特的时

---

* 丹尼尔·笛福（Daniel Defoe, 1660—1731），英国小说家、新闻记者、小册子作者。代表作《鲁滨逊漂流记》。1702年因发表小册子《消灭不同教派的捷径》，用反讽手法抨击托利党当局迫害不同教派，被判入狱。
** 威廉·基德（Captain Kidd, 1645—1701），苏格兰船长，因海盗罪和谋杀罪被判刑，处决前被关在新门监狱。

代，镜面反射板已被燃气照明取代。这一措施能让法官和陪审团观察被告的面部表情，从而评估证词的可信度——这种方法极不可靠，很多人因此蒙受了不白之冤。在杰里迈亚的右边坐着 12 名陪审团成员。他们将会在不离开房间的情况下，互相询问意见，做出裁决，而这一切就发生在被告的耳边，其命运就把控在这些人手里。旁观席位于陪审席的后面，比陪审席高出一些。在诉讼的过程中，旁观者就在一边看戏，在很大程度上就像人们在手术大厅旁观时一样。这是一个把生死当成娱乐的时代。

第一个作证的是托马斯·金特尔，那个在朱莉娅被刺伤后看护她的警官。他向法院陈述，被告在被押送收监时处于醉酒状态。金特尔还说，与被告相反，受害者在指认杰里迈亚·沙利文为凶手时处于清醒状态，并且在袭击发生前、发生时及发生后均神志清醒。接着，另两位目击者也证明，他们在攻击事件发生前听见过杰里迈亚威胁朱莉娅。

接着，朱莉娅亲自走上证人席。她已经完全康复，此前所受的伤害并未留下任何后遗症。她无畏地面对着被告，这是攻击事件后两人第一次会面。在一段冗长的证词中，朱莉娅重述了 6 月 26 日的情形。其间，杰里迈亚一度指控她与别的男人姘居，企图以此减轻谋杀未遂的指控。法院询问朱莉娅是否曾对丈夫不忠。朱莉娅答道："从来没有；他无法使任何一个人相信我对他不忠——他是一个凶手，之前也一直是。"

终于轮到李斯特作证了。作为贵格会的信仰者，李斯特低调且缄默。这种极为严肃的举止赋予了他与年龄不相称的权威感。这位年轻的医生向法官及陪审团报告："我发现一卷约8英寸长的肠子从病人的下腹部滑出，如果将这段小肠全部展开，大约有一码*长……这一切无疑是由一件工具一次性完成的。"沾血的匕首被呈上供法院检查。发现匕首的托马斯·沃尔什现年 13 岁，在穆沙特医生住所隔壁的商店里干跑腿的差事。房间里突然安静了下来，旁观席上的人屏气凝神，探身去看凶器。检察官指控杰里迈亚在被金特尔及其他警官收押之前丢弃了这把匕首。这一时机堪称完美，因为所有人的注意力都在如何为他的妻子寻得紧急医疗救护上。匕首被呈给李斯特，他仔细地查看了一番，确认匕首的形状与朱莉娅的伤口外观吻合，因此极有可能是杰里迈亚用以刺伤朱莉娅的凶器。

医生的证词是强有力的一击。杰里迈亚被判谋杀未遂罪，被处以 20 年的流放。这意味着他将被放逐到澳大利亚的流放地。由于伦敦的监狱十分拥挤、不堪重负，1787 年至 1857 年，约 162 000 名罪犯被放逐到澳大利亚。每 8 名罪犯中有 7 名是男性，年龄下至 9 岁，上至 80 岁。流放并不比坐牢或绞刑轻松。罪犯首先会被送到囚船上，即泰晤士河上的浮动监狱。这些废弃、锈蚀的船上的条件十分恐怖，作为疾病滋生地的温床，就连医院也难以望其项背。囚犯们被囚禁在船舱内的笼子里，卫生条件极其恶劣。一名看守记得自己"曾目睹囚犯的衬

---

* 英美制长度单位，1 码等于 3 英尺，合 0.91 米。

衣挂在绳索上，上面黑压压满是害虫，亚麻布料看上去极像洒满了胡椒粉"。在霍乱爆发时，监狱中的牧师常常会拒绝埋葬死者，任由尸体肿胀、腐败，直到他们认为数量足够时才会一次性处理掉。如果囚犯没有死在囚船上，接下来就会被运往澳大利亚。海上航行极其艰辛，耗时最长可达 8 个月，大约三分之一的人死于途中。等到了流放地，如果罪犯表现良好，可以获得缩短刑期的"假释许可证"，被允准返回家乡。然而，这些人中的大多数都再也没有回过英国，比起踏上通往英格兰某一港口的危险旅程，他们更愿意在流放地度过悲惨的余生。

尽管流放如此恐怖，但好死不如赖活着。如果朱莉娅没有被救活，杰里迈亚·沙利文必然会被按谋杀定罪，不出几天就会被套进新门监狱外的绞索。从这个意义上说，李斯特同时救了他们两个的命。面对必须独自进行自己的首次大手术这样令人恐惧的局面，这位年轻的医生采取了迅速而果断的行动，取得了完全属于自己的胜利。这样的胜利后来还有很多。

第 4 章　科学圣坛

人类以死者为垫脚石，

登上更高的层次。[1]

——阿佛烈·丁尼生男爵

　　每逢星期三，大学学院医院的医生和他们的助手会聚集在一间窄小的手术室里。他们按照职位最高的医生的指示进行手术，几乎没有人会指示他们在手术间歇擦净浸满鲜血的手术台。李斯特在埃里克森手下当住院医生时，也总是参加这些手术，在一旁观察、记录或协助。在这个不大的房间里——它配备了小巧的器械柜和一个孤零零的洗手盆——李斯特开始领悟到，在 19 世纪 50 年代，手术能否成功基本看运气。

　　在这些性命攸关的星期三里，总有一些非常幸运的病例，比如一名突发喉疾，被紧急送至医院的年轻妇女。[2] 这名妇女接受手术的那天，李斯特站在埃里克森身边，看着他切开病人柔软的颈部组织。暗红黏稠的血液从切口涌出。埃里克森忙乱地切入环状软骨组织，想要打开一个连通气道的孔隙，但却没有成功。大量液体积聚在病人的胸腔内，她开始窒息，她的脉搏变慢了。有那么一会儿，整个房间寂静无声，除了病人的肺在试图吸入空气时所发出的呼啸声。就在此时，埃里克森临时采用了一种不寻常的做法——他把嘴对准病人颈部的创口，开始吸出阻塞气道的血液和黏液。在他吸了整整三口之后，病人的脉搏加快了，面颊也恢复了血色。这名妇女经历九死一生，终于活了下来，被送回了病房。但是李斯特明白，病房里还有新的危险等着她，熬过手术只是胜利的一半。

外科医生所面对的损伤和病痛种类繁多，就像伦敦的人口一样。在李斯特与埃里克森共事期间，伦敦市正在不断扩张。每年都有数千名工人涌进这座城市。人口迅速增加所导致的住房紧缺使工人生活环境污秽不堪，而且他们所从事的工作不仅对体力要求很高，往往也十分危险。生活的匮乏拖垮了他们的健康。现代化的外表下隐藏着危险的现实，医院病房里挤满了因此而身负重伤、呼吸困难、失明或残疾的人。

1834 年至 1850 年，查林十字医院共收治了 66 000 起急诊病例；其中，从脚手架或建筑物上跌落的有 16 552 起，因蒸汽机、研磨机齿轮或起重机受伤的有 1 308 起，道路事故 5 090

起，烧伤烫伤 2 088 起。[3] 据《旁观者》报道，这些案例中约三分之一由"玻璃器皿或瓷器的碎裂，不慎失足……举物过重，以及使用辐条、钩子、刀具或其他家用器具时的失误"造成。[4] 伤者之中不乏儿童，例如 13 岁的玛莎·阿普尔顿，她是一家棉花纺织厂的"拾漏工"，职责是从机器底部拾拣出掉落的原料。[5] 由于工作过劳和营养不良，有一天，小玛莎晕倒了，左手刚好卡在了一台无人看管的机器里。她同时失去了 5 根手指和她的工作。更加令人伤感的是，当时的外科医生对这种事故司空见惯。

在工作周里，李斯特遇见了许多由于贫乏的生活及工作环境导致的伤病案例。他还发现，有相当一部分疾病就是这段时间才开始流行的，例如莱尔西先生得的病。莱尔西先生是一位 56 岁的画家，从小就每天画 10—15 小时的画。[6] 他住院的原因是所谓的"画家腹绞痛"急性发作。这是一种慢性肠道紊乱，由过量接触颜料中的铅导致。在一个正在经历工业化的国家中，越来越多的人会在工作场所接触到化学品及金属，这类问题也越来越多。即便没有像砷或铅这样的有毒物质，仅仅是钢铁、石料、黏土等材料的制造与加工所产生的大量粉尘就足以致命。这些损害常常需要很多年才会表现出来，但等到有了症状，通常就来不及治疗了。约翰·托马斯·阿里奇（John Thomas Arlidge）——一名维多利亚时期的医生，对职业病学极有兴趣——观察到："粉尘并不会瞬间致命，而是年复一年地、一点一点地堆积在肺里，直到最后形成一块石膏。呼吸变

得越来越困难，越来越受到抑制，最后终于停止了。"[7]支气
管炎、肺炎及一系列其他的呼吸系统疾病让大量工人提前进了
坟墓。

李斯特还观察到了饮食对城市劳动人口的健康的影响。他
的病人不仅每天饮用大量啤酒，绝大多数还食用大量的便宜肉
类，很少吃蔬菜水果。到了夏天，李斯特负责的病房来了两个
病人，眼睛凹陷，皮肤苍白，牙齿脱落——坏血病的典型症
状。[8]当时的医生并不知道坏血病是缺乏维生素C导致的，人
体无法自行合成这种维生素。实际上，许多执业医生都以为其
病因是人体缺乏矿物盐。顺着这一思路，李斯特给这两个病人
开了硝酸钾——医学界的很多人都误以为这种矿物质能够治
疗坏血病。

若说穷人食用低质量食物是一个显而易见的日常问题，食
色本性所导致的另一个长期后果则潜伏得更深。随着时间推
移，李斯特在实践中练就了辨认性传播疾病症状的火眼金睛。
他经手的许多病人都深受梅毒的折磨。在发现青霉素之前，梅
毒是无法治愈的绝症。梅毒患者往往会向外科医生求助，因为
当时外科医生的主要职责并不是做外科手术，而是处理各种体
表的病痛。梅毒引起的症状会日益恶化。除了疾病晚期出现的
丑陋的皮肤溃疡及麻点外，许多病人还得承受瘫痪、失明、痴
呆或"鞍鼻"——由于鼻梁凹陷而造成的怪异而丑陋的畸形。
（由于梅毒十分普遍，"无鼻俱乐部"席卷伦敦。一家报纸曾报
道过，"一位古怪的绅士，向来爱好欣赏大群无鼻人士，邀请

了他在街上遇到的每一个具有该症状的人，于某日在某酒馆用餐，并借机将这些人组成了兄弟会"。[9]此人在组织这些秘密聚会时化名克朗普顿先生，他每个月都会宴请这些没有鼻子的朋友，持续了整整一年；直到他去世时，这个团体才"遗憾地解散了"。)

针对梅毒的许多治疗方法都包含汞的使用，其形式可以是软膏，可以是蒸汽浴，也可以是药片。不幸的是，汞的副作用可能像疾病本身一样痛苦和可怕。大多数接受了大剂量治疗的病人都遭受了牙齿脱落、溃疡和神经损伤。通常，人们会在死于疾病之前死于汞中毒。

在大学学院医院，56 岁的爱尔兰工人马修·凯利在重重摔倒了三次后前来就诊，他担心摔倒是因为"羊癫疯"，即癫痫。[10]然而，李斯特却觉得他大腿上疼痛的部位值得怀疑，推测是其他原因导致了他的症状。考虑到此人的性生活史和"纵欲的强烈倾向"，李斯特怀疑凯利实际上患的是早期脑炎，一种梅毒晚期病症，也会导致癫痫发作，其本质上和癫痫症是一样的。由于医学界对这一疾病了解甚少，李斯特能为凯利做的也很有限。最后，医院认定凯利的病症无法治疗，让他出院了。

这不是唯一一次李斯特不得不强制病人出院，有时候，这会给接触他们的人造成危险。一个例子是一名 21 岁的鞋匠，名叫詹姆斯·查普尔，于 1851 年夏天住进医院病房。[11]他几年前就感染了梅毒和淋病，自那时起便频繁地出入医院。李斯特注意到，尽管这个年轻人尚未结婚，但他从 15 岁起就有了性生活。李斯特在病例簿中记录道，查普尔"在尚小的年纪与一名女性建立了关系，有时他们会在一天内发生三四次关系"。不过，这个年轻人目前的紧要问题并不是纵欲的后果。让他住进李斯特病房的是剧烈的咳嗽，伴有带血丝的白痰，有时可达 $1\frac{1}{2}$ 品脱之多。诊断结果一目了然——一期痨病，即肺结核。这种呼吸系统疾病在 19 世纪 50 年代是一种不治之症。医院政策规定，无法医治的病人不能住院。于是，李斯特让查普尔回到了人群之中。当时的医学界还不知道结核病具有高度的传染性。查普尔被迫与五六名鞋店工友在同一个房间里睡觉，这让人很想知道，他到底将结核病传染给了多少人。这就是维多利亚时代频繁出入医院的工人的命运。

━

尽管城市化榨取了工人阶级的健康，英国人依然在急切地歌颂本国看似不容置疑的全球商业巨头地位。1851 年夏，数百万游客来到伦敦，参观在海德公园举办的万国工业博览会*。这次博览会向举国上下发出信号：科技是通向更美好的未来的钥匙。

在树丛掩映下闪闪发光的水晶宫由园林设计师约瑟夫·帕

---

* 即首届世界博览会，于 1851 年 5 月至 1851 年 10 月举行。

克斯顿（Joseph Paxton）设计，用来展示来自世界各地的工业奇观。帕克斯顿根据玻璃温室设计了这座宏伟的建筑。水晶宫的建造使用了将近 100 万平方英尺的玻璃，它的长度是 1 851 英尺——设计者有意选择了这一数字，用来纪念博览会的举办年份——占地面积则是圣保罗大教堂的 6 倍。在建造期间，为了测试整座建筑的结构完整性，承包商让 300 名雇佣劳工同时在地板上跳跃，还请了几队士兵围绕着大厅行军。

博览会上共展出了来自 15 000 名捐赠者的约 10 万件展品。展品包括一台印刷机，能够在一小时内印制 5 000 份《伦敦新闻画报》；"可触墨水"，能在纸上写出凸起的字，供盲人阅读；还有几辆脚踏车，其踏板和曲轴都装在前轮轴上，是现代自行车的前身。最大的一件展品是一台大型液压机，只需一人即可操作，虽然它的每根金属管重达 1 144 吨。还有世界上第一个公共抽水马桶设备，由卫生工程师乔治·詹宁斯（George Jennings）设计；在展览期间，大约有 827 280 人支付一便士试用了这一设备，这就是委婉语"花一便士"的由来。但是，在后来的很多年里，这种奢侈的设备都未能被用于改善英国贫穷家庭的肮脏环境。

展览上也有科学和医学的新颖物件，其中比较实用的将被应用在英国的医院里。一种形似微型打气筒的人工水蛭旨在排出"体内的物质与体液"，并透过皮肤输入"益生物质"。[12] 还有号称可以恢复截肢者的抓握能力或骑马、跳舞能力的手、臂、腿的假肢。一位来自巴黎的参展者提供了一个完整的人体模型，由 1 700 个零件组成，复现了骨骼、肌肉、血管和脊神经。这个 5 英尺 9 英寸高的假人眼中甚至嵌有晶状体，卸下晶状体后，可以看到底下的视神经和薄膜。

这些精巧的装置有望让日常生活变得更简单、更便捷，引得来自世界各地的好奇观众赞不绝口。一名女士从英格兰西南角上的彭赞斯出发，步行了 247 英里，前来参观博览会。[13] 著名小说家夏洛蒂·勃朗特在写给父亲的信里这样形容博览会："此处奇妙极了——广阔、奇异、新颖，无法用语言描述。让它如此宏伟的并不是某一件展品，而是全部展品独一无二的集合。人类工业所创造的一切，都能在此处找到。"[14] 人们来到科学圣坛前顶礼膜拜，而科学没有让他们失望。万国工业博览会在同年 10 月 11 日闭幕，整个展览期间，参观者超过 600 万，其中包括约瑟夫·李斯特和他的父亲约瑟夫·杰克逊·李斯特。由约瑟夫·杰克逊的侄子提供的展品——一台显微镜，还获得了博览会组织者颁发的奖项。

在整个 19 世纪 50 年代，显微镜的真正价值被医学界反复辩论和质疑。尽管如此，李斯特从未停止过他的研究。在盛会结束后，李斯特废寝忘食地钻研他亲手制备的载玻片。他把能找到的一切材料都搁在了透镜之下。在晚秋的一个下午，他看着一团带血的不规则组织在眼前晃动。这片肿瘤组织是李斯特与埃里克森当天早些时候从病人身上切除的。李斯特眯着眼看显微镜的目镜，然后转动这台光洁的仪器上精致的铜质调节旋钮，调整焦距。突然之间，肿瘤组织映入眼帘，每个细胞的轮廓都可以看得清清楚楚。李斯特观察了几分钟，然后将眼前的图像勾画在一叠纸上。他绘制了好几打这样的图像，其中的一些图像精细入微，甚至在几十年后仍可用作教学道具。

即便在乡下度假的时候，李斯特也一直在思考周围的自然世界。他描画出蜘蛛腿上的肌肉组织，还有煮熟的龙虾的眼角膜细胞。在一次去托基——英吉利海峡沿岸的一个小镇——的旅行中，他捕到一只海星，并进行了解剖。他愉快地透过棱镜观察海星经放大后奇特的几何形状。在给父亲的一封信里，他自豪地宣称："我甚至亲眼看见……在每一次跳动时，心脏上部中间的瓣膜都会开放和闭合一次。"[15] 李斯特还在泰晤士河捕到一条七鳃鳗；当天晚上回到房间后，他切开银光闪闪的鱼身，取出了鳗鱼的大脑。[16] 在用显微镜观察之后，借由一台投影描绘器——约瑟夫·杰克逊发明的一种光学设备，能够将图案投射在纸上，供艺术家描摹——李斯特细致地描绘出了这条鳗鱼的髓质细胞。

李斯特找到了一位显微镜研究的盟友，即他的生理学教授。威廉·夏培（William Sharpey）——当时 50 岁出头——看起来好像总是眯着眼睛，不过考虑到此人伏在显微镜的目镜上的时间，这就不奇怪了。在 1851 年，也就是刚开始指导李斯特的时候，这位苏格兰人头顶的头发已相当稀疏了，不过他把周围的头发留得十分浓密，作为"补偿"。夏培是第一个开设完整的生理学课程的人；在此之前，生理学一贯被当作解剖学的附属品。他因此被后世称为"现代生理学之父"。夏培不只

是一位思想上的巨人，他的身材也十分高大。在课堂上教学生
如何使用肺活量计——一种用来测量肺空气容量的仪器——
的时候，他没费什么力气就吹满了仪器上所有的格子。事后，
他评价说："这件仪器似乎是为普通身材的人设计的。"[17]

李斯特很快就对夏培产生了好感。他觉得夏培和自己的父
亲很像。这位生理学教授把实验和观察看得比权威更重，这种
特点在那个时代并不多见。晚年的李斯特追忆道：

> 在大学学院读书期间，我十分喜欢夏培医生的课程，
> 这门课激起了我对生理学持续一生的热爱。我的父亲，他
> 的努力……将复式显微镜从一个还不错的科学玩具改进
> 成了强大的观察器械；他给我配备了一台这样的一流显微
> 镜，我怀着极大的兴趣用它来验证伟大的造物主带到我们
> 面前的组织学细节。[18]

在夏培的热情的激励下，李斯特开始用显微镜观察他能获
得的一切人体组织。从皮肤组织到发生癌变的舌头（从一位病
人口腔中切下的）的细胞，他的素描记录了人体组织错综复杂
的细节。李斯特还为他在医院诊治过的病例画了全彩临床画。
在彩色摄影技术发明出来之前，这是唯一一种直观地记录病例
的方法。在其中一幅画里，李斯特描绘了一个坐在椅子上的男
人，他向后靠着，手臂搁在扶手上，袖子是卷起来的；他的皮
肤上长着发炎的痘疮，可能是一种性病的症状。

　　李斯特不满足于当一个观察者。在意大利牧师和生理学家
拉扎罗·斯帕兰札尼（Lazzaro Spallanzani）工作的基础上，李
斯特开始了自己的实验。斯帕兰札尼首次正确地描述了哺乳动
物的繁殖过程依赖于精子和卵子的结合。1784 年，斯帕兰札
尼发现了一种能够给狗、青蛙，甚至鱼类人工授精的方法。受
到斯帕兰札尼的启发，李斯特取了小公鸡的精子，想要给一枚
已经被产下的鸡蛋人工授精，但是没有成功。[19]

　　1852 年，李斯特用显微镜做出了第一个重要的科学贡献；
这一年，他从眼科学教授沃顿·琼斯处取得了一份"新鲜的蓝
色虹膜"，此后就关注起了对人眼的研究。[20] 让李斯特感兴趣
的是关于虹膜的括约肌与瞳孔开大肌组织的性质之争论。前不
久，瑞士生理学家阿尔伯特·冯·科立克（Albert von Kölliker）
称这些组织由平滑肌细胞组成，与在胃、血管和膀胱中的细
胞一样。此类肌肉的收缩是非自主的。与科立克的发现相反，
英国最著名的眼科学家之一威廉·鲍曼（William Bowman）认
为，虹膜中的组织是有条纹的（即横纹状的），这使得这些肌
肉能够自主收缩。

　　李斯特小心翼翼地从虹膜上分离出部分组织；这块虹膜
是四小时前刚从病人身上切除的。[21] 李斯特把样本放在显微
镜下研究了整整五个半小时，并用投影描绘器描绘出了每一
个细胞。在研究这个问题的过程中，李斯特还仔细检查了另
外五名来大学学院医院做手术的病人的虹膜，以及一匹马、
一只猫、一只兔子和一只豚鼠的虹膜。他的发现印证了科立

克的理论：虹膜确实由平滑肌纤维组成，排列成为括约肌和瞳孔开大肌，而其收缩确实是非自主的。李斯特在《显微镜科学季刊》上发表了这一结论。这项研究将李斯特与他的诸多同仁区别开来——他们认为显微镜对医疗实践而言是多余的。

　　毫无疑问，很多教授和学生都认为李斯特的实验冷僻晦涩，因为在 19 世纪 50 年代，这些实验并不能为手术带来多少进步。尽管如此，李斯特从未停下脚步。城市化与工业化的进步以人类的牺牲为代价，但科学的进步或能为医院里日益增多的问题提供解决方案。也许显微镜将揭开人体的秘密，在未来的某一天带来治疗方法的变革。

～

　　几个月后，埃里克森的病房里又有一位病人得了传染病。这次的罪魁祸首是医院坏疽，医院病"四巨头"中最为凶险的一种。有些医生将这种病症称为恶性的或"崩蚀性的"（phagedenic）溃疡，后者来自希腊语，意思是"侵蚀"。苏格兰外科医生约翰·贝尔曾在治疗过数名死于医院坏疽的病人后描绘其恐怖情形。在第一阶段，"伤口肿胀，皮肤收缩……细胞膜溶解成散发着恶臭的黏液，筋膜暴露出来"。[22] 随着疾病的发展，伤口继续扩大，皮肤被侵蚀，暴露出深层的肌肉和骨骼。病人进入休克状态，并出现强烈的恶心和腹泻，因为此时身体正在试图排出体内的毒素。随之而来的疼痛令人难以忍受，然而令人叹惋的是，鲜少会使病人丧失神志，病人通常会清醒地承受全部悲惨的折磨。贝尔写道："患者的叫喊声在夜晚仍像在白天一样不绝于耳，他们在一个星期内便会被消耗殆尽，乃至死亡；倘若能够存活下来，他们的溃疡仍会继续吞噬和剥离肌肉，最终大血管亦暴露出来、被侵蚀，令病人失血过多而死。"

最早描述这种病症的英文文献出自 18 世纪晚期的海军军医之手，他们在国王舰队潮湿狭窄的营房目睹了它的爆发。[23] 在与世隔绝的远海上，一旦这种病症出现，海军士兵便再也无法控制它的传播，腐烂的肉体散发出的令人作呕的腥甜气味迅速在本已臭烘烘的船舱中弥漫开来。1799 年夏季，一名外科医生看见某个士兵在斗殴中被击中耳朵。这一击给该士兵造成了轻微创伤。然而几天后，溃疡便侵蚀了他的半边脸和脖子，使他的气管和喉咙内部都暴露了出来，并最终夺去了他的生命。

类似的故事发生了数百次。在皇家海军舰艇土星号上，一名海员的阴茎顶端出现了一个恶性溃疡。难忍的疼痛持续了数日，伤口逐渐变黑、溃烂，最后这个器官彻底脱落了。随行外科医生记录道："整个尿道包括尿道球一起脱落下来，还有阴囊，只剩下勉强被细胞物质覆盖的睾丸和精索血管。"[24] 仿佛那不可避免的结局还得强调一番，医生又补充了一句："他死了。"

对于这些生了脓疮和噬肉性溃疡的病人，贝尔建议应尽快将他们移出医院："没了被感染的墙壁环绕，病人就安全了。"[25] 贝尔称，一切地方都比"这死亡之家"强，外科医生应当"把病人转移到学校教室或教堂里，甚至放在粪堆上或马厩里"。其他人赞同这一观点："医院坏疽……毫无疑问是由不健康的空气引发的异常应激反应，因此，治疗方案的根本是让病人离开有害的环境。"[26]

埃里克森的看法也并无不同。他也认可这种深入人心的观点，即医院坏疽是由空气中的腐败导致的。然而，想要将感染者与其他病人隔离十分困难。一旦感染暴发，就不仅仅是一个医学问题，还是一个政治问题。[27] 病房必须关闭，入院手续也不得不取消。从管理人员到外科医生，医院的全体职工都手忙脚乱地行动起来，控制传染病无情的扩散。

1852 年的一天，当李斯特看见一名病人伤口处渗出稀薄的液体时，他头脑中的这根弦便绷紧了。他揭下潮湿的绷带，一股腐烂化脓的恶臭扑面而来。从这名病人开始，一场医院坏疽席卷埃里克森的病房。李斯特很快被指定负责感染者的治疗——如此重要的委派反映出这名年轻的医生在住院见习期取得了相当优秀的成绩。

在传染高发期，李斯特观察到一种奇怪的现象。他将病人麻醉后，按照常规从被感染的伤口上刮除褐色软糊状的腐肉。然后，他在患处涂了高硝酸汞，一种具有高度腐蚀性和毒性的溶液。李斯特观察到，"通常……会造成一个相当健康的逐渐形成肉芽组织的溃疡面，能够在普通绷带下自然愈合"[28]。只有在一个病例中——"一名身材结实的妇女，其前臂上巨大的伤口感染了医院坏疽"——高硝酸汞没有起作用。[29]相反，感染以"惊人的速度"在整个溃疡面上扩散，最终，埃里克森不得不将该妇女的整只手臂截掉。不过在手术前，李斯特清理了伤口，并用肥皂和水彻底清洗了病人的手臂。截肢手术非常成功，残端的愈合也很顺利——李斯特在术前为手臂消毒的努力是一个重要原因。

　　李斯特的好奇心被点燃了。为什么在清创并用腐蚀性溶液清洁后，大部分的溃疡能够痊愈？尽管他并不排除"瘴气"可能是部分原因，但他并不全然相信污浊的空气要为大学学院医院病房里的感染负全责。伤口本身一定也有不对的地方——而不仅仅是病人周围的空气。使用从感染的创口上刮取的脓液，他精心制作了载玻片，放在显微镜下仔细观察。他所观察到的现象背后的含义在他脑中扎了根，后来将导致他对整个医学理念体系的质疑，而这个体系一直以来都受到许多重量级人物的支持，包括李斯特的上级兼导师约翰·埃里克·埃里克森。

　　李斯特后来写道："我用显微镜观察了从一处溃疡上取下的腐肉，并画出了一些大小均一的物体。我猜想，它们可能就是 *materies morbi*＊[致病物质]……医院感染可能具有寄生性质，

＊　拉丁语。

这一观点早在那个时候就已经在我头脑里出现了。"[30]

李斯特的新发现驱使他进一步调查医院感染的原因。尽管他重新投入到外科学当中，但是他仍对职业道路的选择犹豫不决。在当住院外科医生期间，他遇到了各种各样的内科案例，这偶尔也让他动过当内科医生的念头。完成了在埃里克森手下的住院实习之后，李斯特接受了临床办事员（内科的临床办事员相当于外科的医生助手）的委任，跟随大学学院医院的高级内科医生沃尔特·H.沃尔什（Walter H. Walshe）工作。李斯特的外甥里克曼·约翰·戈德勒后来说，在那个时期，"内科对他的诱惑似乎比外科还要强"[31]。

在伦敦大学学院的最后一年里，李斯特获得了若干荣誉称号和金质奖章，从同辈中脱颖而出。这些奖项在大学和伦敦的教学医院的医学生当中声望很高，竞争激烈。李斯特赢得了朗里奇奖（Longridge Prize），获奖原因是"最高水平的专业技能……医学荣誉及医院办公室职责的可靠执行"，奖金是颇为可观的40英镑。他还凭借第二次医学考试的成绩收获了一枚金质奖章和高达100英镑的奖学金。李斯特逐渐克服了自己的羞怯，部分原因是他的才能受到认可，以及他在学生群体中新建立起的威信。他的朋友和室友桑普森·詹吉（Sampson Gamgee）写信给李斯特说："如果没有你，大学学院医院在大学荣誉选拔中本该默默无名，但它现在却成了伦敦排名第二的学校，位于排名第一的盖伊医院与排名第三的圣乔治医院之间。"[32]

即便如此，并不是每个人都喜爱李斯特善变的、总是在探索的头脑。毕业时，李斯特被排在生理学与比较解剖学荣誉名单的最后一名。威廉·卡彭特教授（William Carpenter）在一封信里为冷落李斯特做出了解释："我想，或许可以向你解释为何我认为给你这个名次是有必要的……作为对我的问题的回答，你的文章缺陷太多，以至于如果不是文章中的大量原创性观察提供了证据，我可能根本不会把你放在荣誉名单里。"[33]李斯特被卡彭特的决定激怒了。他在一封给姐夫里克曼·戈德勒（玛丽的丈夫，里克曼·约翰·戈德勒的父亲）的信中写道："我对此事不怎么在乎，因为在与他的对话中，我发现问题的关键在于我是否读过他写的书。"[34]

的确，李斯特并不倾向于把教授告诉他的话照单全收。[35]他在当住院医生期间遇到的最有趣的病例之一——也是体现他无法把上级权威当作真理的最好例证——是一名 64 岁的患有肝炎的男性。李斯特注意到，病人的尿液中不仅含有过量的胆汁物质，还有过量的糖，他无法确定后者是否是胆汁的正常成分。他向伦敦大学学院刚就职的的化学教授寻求帮助，但教授却无法给他一个明确的答案。李斯特没有就此罢休，而是从两只绵羊身上取了胆汁，并向两份样品中加入了硫酸铜和苛性钾。两份样品中均未检测出糖，于是李斯特得出结论，这位病人目前的情况实属异常。对此病例的研究让他再一次赢得了金质奖章。

1852 年年末，李斯特参加了皇家外科学会的考试，取得了外科执业资格。但他依然犹豫不决，无法下定从事这份职业的决心。1853 年 2 月，他回到了沃尔什医生的身边。这一次，他成了一名内科医生助手。由于无法决定是否开始手术执业，他延长了医学学业，而这一切都仰赖于父亲为他提供的财务支持。在生理学与比较解剖学的荣誉名单上列于末位使他更加谦虚谨慎，对一切充满了怀疑。成为一名完全独立的外科医生，意味着对自己的病人负全部责任。也许他在烦恼，万一遇上病人表现出罕见且难以理解的症状，自己可能会对其造成伤害。

在犹豫不决的表象之下，李斯特对科学的好奇像以前一样坚定，一样热情。他继续做实验，还进行自己的解剖项目。借助显微镜，他能够比绝大多数前辈、同辈和上级更加深入地探索人体的秘密。他仍不知道在埃里克森的病房爆发医院坏疽后自己用显微镜观察到的那些微生物的来头。它们究竟是什么，又与城里最大的医院病房里的病人的遭遇有什么关系？

拥有敏锐观察力的夏培教授看出了李斯特的踟蹰，建议他花一年的时间参观欧洲大陆的各个医学院。在那里，李斯特可以了解更多医学和外科手术的最新进展，就像夏培一样——他自己几十年前也曾在欧洲各国游学。在夏培看来，巴黎——拥有友好的病房、新兴临床细分专业的讲座、大量私人课程、无数的解剖机会——应该是李斯特最重要的目的地。但是首先，他希望他的学生能够先去苏格兰待一个月，那里有他的好朋友詹姆斯·赛姆（James Syme）。赛姆是爱丁堡大学著名的临床外科学教授，也是杰出的罗伯特·利斯顿的五代旁系血亲，后者因其关于乙醚的工作而名垂青史。夏培猜测，赛姆会觉得李斯特是一个热情好学的学生，会积极地参与自己与赛姆正在进行的关于炎症本质和血液循环的研究。夏培也相信，李斯特会觉得赛姆是一位能启发灵感的导师。

　　于是，在1853 年 9 月，李斯特登上了前往苏格兰首府"老里基"（也叫"老烟城"＊）的火车，打算在那里稍作停留。

＊　老里基（Old Reekie）和老烟城（Old Smoke）都是苏格兰首府爱丁堡的别称。

第 5 章 手术界的拿破仑

> 若要我为一个有真正才能的人指出一条能让他在事业上取得伟大成就的最直接的路，我会选一名优秀的解剖学家，把他放在一家大医院，照料病患并解剖死者。[1]
>
> ——威廉·亨特

詹姆斯·赛姆在爱丁堡皇家医院手术室里没日没夜的工作都反映在了严重的眼袋上。他身材矮壮，相貌平平无奇，时尚品位也颇不理想，总是穿着一身未经搭配且过大的衣服，日复一日，鲜少变化。他习惯穿一件黑色的硬高领长尾大衣，在脖子上紧紧系着一条方格领巾。和他即将见到的那位从伦敦来的前途无量的年轻医生一样，赛姆也有一点口吃，这个毛病跟随了他一辈子。

　　尽管身材矮小，但在 1853 年李斯特专程来见他的时候，赛姆在他的专业领域已经是一位巨人了。他的同事管他叫"手术界的拿破仑"——54 岁的赛姆在近 25 年的职业生涯中凭借简化创伤治疗程序的巨大努力赢来了这一名声。他瞧不上像手持式链锯之类的粗糙工具。只要简单的方法行得通，他也绝不会用复杂的方法。在绝大多数的手术中，赛姆都竭力追求速度和便捷。这一态度也反映在他简洁的说话风格上。他教过的一名学生约翰·布朗曾说，这位伟大的老师"若无必要，从不浪费一个词、一滴墨水或一滴血"。[2]

　　赛姆的名声主要来自他开创性地发明了一种在踝关节处截肢的技术——这种方法被冠以他的名字，直到今天仍为外科医生所采用。在此技术发明之前，遇到脚部遭受严重创伤或无法治愈的疾病的病人，外科医生会在膝关节进行截肢，而这种技术会严重地损害病人的运动功能。但是，这种方法却被长期使用，因为当时的人们认为，过长的残肢是多余的，反正病人无法用它来走路。然而，赛姆的方法却实现了残肢的承重功能，这是手术界的一大进步。此外，他的方法也比从膝盖处截肢要更简单、更迅速。

　　与大多数在麻醉剂出现以前接受训练的外科医生一样，赛姆做手术的速度像闪电一样快——赛姆的表兄、著名外科医生罗伯特·利斯顿也是如此。一次，赛姆从股关节处为一条腿截肢，前后只用了大约一分钟。更厉害的是，这不仅是赛姆第一次做这种手术，也是苏格兰第一次有外科医生做这种手术。当然，这场手术并非一帆风顺。当赛姆挨着髋臼对大腿骨切下第一刀的时候，整个手术室里的人都听见了响亮的断裂声。他迅速地卸下了整条腿，然后，他的助手松开了原本紧按着伤口的手，好让需要结扎的动脉露出来。赛姆回忆起那恐怖的一刻：

> 若不是已经十分习惯大出血的情形，我一定也会吓一跳……第一眼望去，那些交叉喷射出大量动脉血的血管似乎永远都不可能被堵上。可以想象，我们当时无暇欣赏这一令人惊恐的景象；刹那之间我们已经认识到，我们需要以最敏捷的动作来保障这位病人的安全，而在短短的几分钟之内，我们用了十根或十二根缚线，有效地止住了出血。[3]

后来，他把这次手术称为"有史以来最伟大、最血腥的手术"。

赛姆无所畏惧。在别的医生拒绝手术的时候，这个苏格兰人总是会及时出现，手中握着准备好的手术刀。1828 年，一个名叫罗伯特·彭曼（Robert Penman）的男人在绝望中找到了赛姆。八年前，彭曼的下颌长了一个骨化性纤维瘤。起初，这个肿瘤和鸡蛋差不多大。一名当地的外科医生取出了嵌入瘤体的牙齿，可是肿瘤持续增大。在这一失败的操作后，彭曼找到利斯顿咨询。咨询前不久，利斯顿刚刚在爱丁堡医院为一位病人切除了一颗 45 磅重的阴囊肿瘤，这让他出了名。谁知道，一看到彭曼肿胀的脸，利斯顿这块硬骨头也吓白了脸。他认为，这个肿瘤的大小和位置决定了手术是不可能的。一位通常欢迎疑难病例的医生拒绝进行手术，相当于宣判了病人的死亡。如果连利斯顿都不肯手术，谁又会肯呢？

彭曼的病情日益恶化，到最后，就连进食和呼吸都变得很困难了。肿瘤的重量已经超过四磅半，他的下半张脸几乎完全变形了。这个时候，彭曼找到了赛姆。当时的赛姆只有 29 岁，已经由于特立独行的手术方法积累了一些名气。

在手术当天，彭曼端坐在椅子上，手和脚都被缚住了。由于那时乙醚和氯仿都还没有被发现，彭曼是在没有麻醉的情况下接受手术的。当赛姆持手术刀走上前去时，病人努力保持身体稳定。在那个时代，大多数下颌肿瘤是被挖除的——先从瘤体的中间部分开始挖，逐渐扩展到外围。而赛姆想的却是另一种方法。他从病人下颌骨未被影响的部分切入，以便切除肿瘤及其周围的部分健康组织，以保证肿瘤本身被彻底切除。在极度疼痛的 24 分钟里，赛姆对骨化赘生物又削又砍，将一片片带血的肿瘤和颌骨扔进脚边的桶里，伴随着令人作呕的哐当声。旁观者简直无法相信一个人能够承受如此恐怖的折磨。尽管如此，彭曼克服重重危险，最终活了下来。

手术之后又过了很久，赛姆在大街上碰到了他曾经的病人。他惊诧地发现，病人面部的伤疤已经几乎看不见了。他后缩的下巴隐藏在浓密的胡须里，完全不会引人注意。赛姆满意地得出结论：任何一个见到彭曼的人，都不会想到他经历过如此惨痛的手术。

这样的手术让赛姆成为了同辈中最英勇无畏的外科医生之一。1853 年 9 月，在一个阴郁的日子里，约瑟夫·李斯特抵达爱丁堡，手中攥着他在伦敦大学学院的导师夏培教授为他写的介绍信，前来拜见手术界的先驱者赛姆。爱丁堡的面积比伦敦小，人口却更为密集。尽管英国的大多数工业化城市都存在过度拥挤的问题，爱丁堡的情形尤其严峻。19 世纪 50 年代的住房短缺，再加上数以千计的爱尔兰移民为躲避马铃薯饥荒（这场饥荒在两年前刚刚结束）而不断涌入，使得爱丁堡的居住空间狭小而封闭。

以爱丁堡的某区域为例，每栋房屋里平均有 25 名住户。三分之一的家庭只拥有一间单人房，通常小于 14 英尺 × 11 英尺（约 14 平方米）。[4] 在一个个狭窄的封闭式庭院里，许多房屋紧密地挤在一起。建于 12 世纪的城墙本是为了保护居民的安全，此时却限制了爱丁堡旧城向外的扩张。因此，房屋开始纵向发展，在那个建筑管制并不严格的年代，房屋堆叠到了危险的高度。这个区域内的建筑物常常超过 10 层，新的楼层面积更大，堆叠在已有的楼层上；于是，这些破败的房屋的最高层往往遮天蔽日。住在一楼的居民是最不幸的。他们被牲畜所围绕，门口就是充斥着人类排泄物的开放式下水道。

在这些地方，随着居民数量的增加，犯罪率也跟着上升了。[5] 就在李斯特抵达的这一年里，超过 15 000 人由于各种各样的违法或犯罪行为被送到警察面前。罪名多种多样，从偷窃到"任由烟囱着火"都有。在被逮捕的不法之徒中，有数千人被指控犯有身体攻击和在公众场合醉酒的罪行。惩罚的给予常常是武断的，没有经过正当法律程序。一些违法者只受到了简单的口头警告，另一些则被监禁、鞭打或处以极刑。违法者中有很大一部分是 12 岁以下的儿童，他们之中有很多人都被送去了"贫民儿童学校"——一种为一贫如洗的少年提供免费教育的慈善机构。

爱丁堡旧城的贫民区日益堕落，就像滴水的脓疮。清洁水源和厕所等便利设施的缺乏，导致环境——用一位爱丁堡居民的话说——"污秽而腐败；在废弃物与垃圾必须被投放到街上的时段内，其令人作呕达到了难以忍受之程度"。[6] 数量众多的人类被困在狭小的空间内生活，他们制造出的污秽和肮脏成了完美的培养皿，滋生出许多强毒性疾病，比如斑疹伤寒、结核病和回归热。

在破烂不堪的外表下，爱丁堡内暗流涌动。就在李斯特踏上爱丁堡火车站的站台时，这座城市在外科手术领域已经达到了世界领先水平，虽然这一地位的获得伴随着丑闻和谋杀。距此时仅仅 25 年之前，臭名昭著的威廉·伯克（William Burke）和威廉·海尔（William Hare）正潜伏在爱丁堡的街道上，寻找他们的下一个受害者。在 10 个月内，这对歹徒共勒死了 16

名受害者，并将他们新鲜得可疑的尸体卖给了罗伯特·诺克斯（Robert Knox）。罗伯特·诺克斯是一名外科医生，开设了自己的私立解剖学校，对二人组的狡诈行迹假装不见。（直到一名受害者在解剖大厅里被一个旁观者认出后，伯克和海尔才双双落网。海尔为了保命，供出了对同伙不利的证据。他因为这一配合行为而获得了宽恕，伯克却被吊上一根绞索的末端。命运充满了诗意的扭转，杀人凶手的尸体稍后也被公开解剖，观众有数百人之多。他的皮肤被小心地剥下，做成各种各样毛骨悚然的小玩意儿，其中包括皮夹，并被售卖给了以此为乐的、嗜血的公众。）

将新鲜尸体售卖给解剖学校可以获得高利润，这也就是伯克与海尔犯下暴行的原因。在 19 世纪最初的几十年里，英国各地的解剖学校唯一能够合法得到的解剖用尸体只有被绞死的谋杀犯的尸体。随着私立医学院的增加，尸体自然就不够用了。因此，城市中出现了许多掠夺尸体的人，有时也被称为"复活者"（resurrectionist）。他们在严冬时节阴郁天气的遮掩下行动。苏格兰寒冷的气候延缓了腐败的自然进程。盗尸者使用木锹和铁钩，先在坟头上挖出小洞，敲破棺盖，然后再把尸体拖拽出来。一个盗尸团伙一晚上能偷 6 具尸体之多。而且，这些团伙经常互相争斗，抢夺尸体交易的垄断权。

这种现象十分猖獗，以至于爱丁堡地区出现了许多夸张的措施来保护坟墓中的死者。为了保护逝去的亲人，死者家属在埋葬地点上面加盖了尸体保险箱，也就是铁护栏。他们用松散的石头盖住四周的墓墙，使其几乎无法攀爬。墓地管理员则装备了弹簧枪和简易地雷来保卫墓地。当地居民组织了"公墓会社"，连续数周替新坟墓守夜，直到尸体腐烂——尸体腐败之后，就无法被解剖学校使用了。有一次，一位痛失爱子的父亲在一只"小箱子［里放置了］一些致命的装置，用导线与四个角落连接，捆绑在棺材的上方"；在孩子被下葬时，这位父亲在这个简陋的军用装置中加入了火药，使"这一隐秘的机械装置随时准备着置人于死地"。[7]

截至 1853 年，盗尸者穷凶极恶的行动已经在整个英国销声匿迹了。新颁布的法律规定，解剖无人认领的穷人尸体是合法的，医学从业者因此获得了大量的尸体。但是，李斯特的新任上级——也就是在爱丁堡大学里任教、即将接待李斯特的那些医生——都是旧时代的产物。即便是已故的罗伯特·利斯顿在老烟城任教期间也没能独善其身。在尸体交易的高峰期，利斯顿派遣他手下的盗尸团伙侵入同事雇佣的团伙的地盘，在竞争激烈的解剖学家之间造成了无法消除的隔阂。

一个令人不快的事实是，如果没有盗尸者和几十年中被盗取的数千具尸体，爱丁堡就不会凭借在手术上的先锋地位赢得令人羡慕的全球声誉。如果爱丁堡没有这样的地位，李斯特也就不会前来拜会赛姆教授，把这里作为他前往欧洲大陆各医学机构游学的序曲。

其实，如果李斯特在事前对皇家医院勾心斗角的职场环境有所耳闻，他可能会更为谨慎地对待苏格兰之行。他曾在一封信里向父亲解释自己为何要去爱丁堡："我将不必像在伦敦时一样和嫉妒我的对手竞争，不必与庸医争辩，更不必与他们同流合污……我生性非常反感与他人争吵和辩论，确切地说，我都不知道我有没有这份能力。"[8] 但是，约瑟夫·李斯特——这个羞涩、矜持的年轻医生，截至目前的人生阶段尚不习惯冲突——正一步步走向狮穴之中。

皇家医院里大部分矛盾的中心正是赛姆本人，他的天赋时常伴随着阴暗的一面。赛姆生性善变，似乎对制造终身仇怨有一种反常的爱好。有一次，产科医生詹姆斯·Y.辛普森写了一本小册子，建议外科医生使用他发明的一种名为"针压法"的程序来控制手术中的出血。赛姆风风火火地冲进手术室里，掏出手术刀，当着一众旁观者的面把这本册子划成了碎片，并说道："先生们，这就是针压法的价值。"[9]

哪怕是对手主动求和，赛姆的脾气和骄傲也总是从中作梗。比如，赛姆的同事詹姆斯·米勒和针压法的发明者辛普森是很好的朋友，因此，米勒与赛姆多年来也一直争执不下。后来，由于疾病缠身，米勒意识到自己时日无多了，便想与赛姆和解。1864 年，他主动去赛姆家拜访。进门后，只见那位任性的医生立在炽烈的炉火前，双手别在背后。米勒表示他这次来是为了与赛姆做最后的道别，并伸出右手，象征着友好关系的恢复。赛姆无动于衷地看着眼前这个虚弱的人，并没有伸出手回应，而是说："嗬，所以你是来道歉的，是吧？好吧！我原谅你。"[10] 这位老对手再也没有对米勒说任何一个字，米勒黯然离去。

　　赛姆好斗的性格对他的职业生涯既有妨害，也有裨益。他从开始从事手术行业时起就一直与利斯顿紧密合作，可是后来两人产生了矛盾。两人之间的长期争斗始于一系列小的龃龉，后来，这对表兄弟在专业方面的竞争也越来越强。比如，利斯顿瞧不起止血带的运用，更喜欢用自己的左臂来阻止血流，但身体并不那么高大的赛姆却毫不掩饰地反对这种原始的方法。彼此的敌意在 1829 年达到了顶峰，当年，赛姆申请了爱丁堡皇家医院的外科医生职位，而利斯顿正在那里就职。赛姆没有得到这一职位，因为医院的管理人员担心他与利斯顿会在病房发生争执，影响到病人的康复。

　　赛姆并没有耗费时间精力自怨自艾。就在那一年里，他买下了明托之家（Minto House），打算把这座钱伯斯街上的废弃宅邸改造成自己的私人医院。[11] 对一个称不上富有的人来说，这着实是一个勇敢的举动。赛姆把这座房屋改造成了拥有 24 个床位的医院，并向公众开放。在筹集改造所需的资金时，赛姆编制了一本认捐簿，在爱丁堡城中有能力资助这个项目的富人之间流转。这本认捐簿流转到利斯顿手里时，他在上面写道："切勿支持庸医的骗局。"[12]

　　尽管利斯顿的态度如此恶劣，明托之家还是轰轰烈烈地开业了。在三年的时间里，赛姆共接诊了 8 000 病例，实施了 1 000 余起手术。这些手术包括重大截肢，肘部和膝盖的切除术，以及针对"硬癌型乳房"的切除术。1833 年，爱丁堡大学临床外科主任的职位有了空缺，赛姆毛遂自荐，认为凭借运营私人医院的新经验，自己是一个理想的候选人。利斯顿也申请了同一职位。但是这一回，这对表兄弟中较年轻的那一位胜出了。

六年后，利斯顿才重新联系了赛姆。这时的利斯顿已经搬到伦敦，并在伦敦大学学院谋得了一个相当的职位。几年后，他将开创性地在手术中使用乙醚，还是医学生的李斯特也将在场旁观。在这封写给与自己关系紧张的表弟的信里，利斯顿表明了和解的愿望，借用医学术语让赛姆"告诉我你想要让我们的不满和溃疡都被彻底治愈，而不是粉饰遮盖"[13]。在恳求的最后，他说："我没有你想的那样坏。"赛姆接过橄榄枝，修复了这段关系。

对于赛姆这样一个脾气不好、爱争吵的人，爱丁堡无疑是一个合适的地方。在这个不大的手术圈子里，竞争者之间充满了争斗、谣言、猜忌与攻击。似乎每一位外科医生都会在某个时刻与其他的外科医生反目成仇。确实，爱丁堡的气氛有时比伦敦还要狂热——而在伦敦，有一位外科医生有一次不得不用一场决斗来解决医疗纠纷。[14]

抵达爱丁堡后，李斯特在新城区的南弗雷德里克街上找到了一间临时住所。9月的天气还比较温和，却阴雨连绵。在大部分日子里，天空中总是乌云密布，阴影笼罩着城市，营造出一种挥之不去的阴郁感。李斯特只打算在此逗留一个月，然后就动身去欧洲之旅的下一站，某个阳光充足一些的地方。他稍做整顿，便带着介绍信找到了赛姆。赛姆热情地欢迎李斯特进入这座城市的手术圈。

赛姆在皇家医院负责管理3间病房。在李斯特眼中，皇家医院是一个奇迹。医院里有228张病床，规模是伦敦大学学院医院的两倍还不止。[15] 按照19世纪的标准来看，医院的建筑也很宏伟。1729年刚刚建造的时候，医院里只有4张病床。1741年，医院又在高中校场*（后来被称为"医院街"）新建了一座楼。后来，这座楼两度被扩建，一次在1832年，一次在1853年。最终，皇家医院占据了在德拉蒙德街和高中校场之间的一整块地。皇家医院长度约为足球场长边的五分之三，左右两端各垂直伸出一幢20英尺长的翼楼。除了底层，医院还有三个楼层，容纳了两间厨房、一间药店、一间仆人室、一个餐厅以及"12间给疯子的病房"。宽阔的楼梯像一条大动脉一样曲折穿过建筑内部，其宽度可容"担轿"通过，以便护工将骨折、脱臼和重伤病人抬到病房。大多数病人被安置在一层和二层，处在术后恢复期的病人则被安置在三层，那里的空气相对更清新一些。阁楼上有一间很大的手术大厅，每个星期都会

---

* High School Yards.

有 200 名外科学生挤在这里旁观手术。

对李斯特而言——在利斯顿和波特相继离世后，大学学院医院的手术数量大幅削减，因此，他在埃里克森手下的成长机会也受到影响——爱丁堡皇家医院为他提供了他渴望已久的临床经验的绝佳机会。在抵达后不久，他在一封给父亲的信中写道："如果一天的时间能够翻倍，我也有丰富的工作可以将它填满。而且我相信，如果我想做外科医生的话，这些工作将使我终身获益。"[16] 李斯特本计划只在爱丁堡停留一个月，这个期限后来一再被延长。

李斯特很快成了赛姆的得力助手，在皇家医院里承担了越来越多的职责，并协助赛姆进行复杂的手术。在一封寄给姐姐玛丽的信中，李斯特写道，这位年长的外科医生在前一天的凌晨五点把他叫醒，让他协助做一场紧急手术，原因是"赛姆先生［认为］这场手术会令我愉快"。李斯特接着告诉姐姐，他原本计划只在苏格兰逗留一个月，但现在情况不同了：

> 这里的机会教给我不可能从书本中学到，也不能从任何人那里学到的知识。我从高尔街那家小医院里获得的经验太有限了，而在这里，我每天都可以接收到额外的知识。所以，我十分满意目前的境遇，并准备在这里度过整个冬天，即使这样会大大缩短我游访欧洲大陆的时间。[17]

几天后，由于住院外科医生的职位没有空缺，赛姆为这位爱徒发明了一个职位，叫作"编外办事员"（supernumerary clerk）。[18] 这一职位其实更适合由学生担任，而李斯特——本身已经是一名取得资质的外科医生，还是英格兰皇家外科学会的会员——能够接受这一职位，反映出了赛姆对他的影响。同样地，赛姆也对李斯特印象深刻，以至他任用了李斯特，而不是自己的其他学生。

赛姆对李斯特的事业发展极为热心，而且在皇家医院内外都越来越依赖他。他给李斯特布置了一项重要任务，即把他的临床演讲写成报告，以供发表。第一篇文章发表在了《医学月刊》，内容包括了李斯特自己的一些用显微镜观察骨肿瘤细胞结构的结果。紧接着是另外两篇文章，其一记录了赛姆治疗痈的手术，其二是讲热铁烧灼术用以反刺激疼痛和肿胀。在两篇文章中，李斯特都做出了独立贡献。

赛姆成了李斯特的灵感源泉。在一封家信中，李斯特吐露出了自己的真情实感："如果对手术的热爱证明一个人已经适应了它，那么，我必然很适合当一个外科医生。你们很难体会，在治愈艺术血腥而残酷的科室里日复一日的经历，给我带来了怎样的享受。"[19] 李斯特被赛姆深深地迷住了，以至不得不向父亲解释这种崇拜。而他的父亲则在一封半玩笑半认真的信里提醒儿子不可受到某一个人的过深影响，劝他"*Nullius jurare in verba magistri* *"（切勿向任何大师宣誓效忠）[20]。

．．．．．．．．．．．．．．．．．．．．．．．．．．

* 拉丁语。

　　尽管父亲为此担忧，李斯特却为自己为协助赛姆而花费的时间做了辩护："我乐意帮助他传播关于手术的原创性见解。倘若他的演讲得不到发表，他的许多智慧就无法流传了。"[21] 李斯特还对父亲说，尽管他在理论上同意那句"切勿向任何大师宣誓效忠"，但他细想了一下，认为赛姆是一位非常值得追随的"老师"。

　　约瑟夫·杰克逊并不是唯一一个注意到儿子对这位年长外科医生的钦佩的人。李斯特与这个爱吵架的苏格兰人一见如故的消息传回了伦敦。他的朋友兼学生乔治·布坎南在一封信里打趣道："唷！你现在一定得到了永恒的幸福，快乐得无以言表吧……我们在期刊论文中看到了你的名字，像被赛姆收养了似的，替他报告病例。"[22] 布坎南加上了他个人的警告："在手术上取得与赛姆匹敌的成就——如果你想的话，但千万不要染上他的自高自大！"

　　尽管各方都表达了顾虑，李斯特却在赛姆的指导下进步飞快。皇家医院让他遇到了多种多样的病例，远比他在伦敦见过的更加丰富。与同时代的任何一位外科医生一样，李斯特也经历过失败，经历过病人的死亡。但是，他也经历过让他打心底里满意的时刻。比如一次，一名年轻男性的颈部被刺——在那个时代，此类伤害通常来说是致命的——被送进了皇家医院的大门。

　　这个男孩既幸运，也不幸。幸运的是，他的颈动脉并未被匕首刺破；如果颈动脉被刺破的话，他会当场丧命。不幸的是，血液在他的气管周围积聚，逐渐阻碍了他的呼吸。一名目击者评论道："两条性命……取决于受伤动脉缓慢的、越来越严重的失血。"[23] 如果这个年轻人死了，袭击他的人无疑也会被绞死。

赛姆和李斯特一秒钟也没有浪费。伤患被抬着上了四层楼梯，送至皇家医院的阁楼里。在那里，两位外科医生已经在准备手术了。这一消息迅速地在医院里传开了，手术室很快便挤满了外科医生和学生，他们比肩继踵，来看会有什么戏剧性的场面上演。观众皆屏息凝神地立在观众席上，等着观看这场凶多吉少的手术。据一位旁观者描述，在场的每个人脸上都"写着焦虑与恐惧，以及掩饰不住的好奇"。[24]

相较李斯特而言，赛姆显得沉着而冷静。他清楚地知道自己肩负着多么重大的责任，已为即将出现的血腥场面做好了思想准备。赛姆拿起手术刀，顺着年轻人脖子上长长的红色切口划了下去。创口处瞬间积聚起一大摊鲜血。这位资深外科医生毫无惧色，继续迅速地切至动脉受损处。赛姆后来写道："即便是现在让我去回忆当时的情境，我依然会颤栗。我的手只要稍有偏差，便会即刻引发致命的颈动脉大出血；而我的另外一只手中的针只要方向稍有偏离，哪怕只是一丁点儿，便可能导致难以遏制的颈静脉出血。"[25]

时间一分一秒地流逝着。[26] 观众倾身向前，却只能看到"大股鲜血从伤口中喷涌而出，医生和助手的手指飞快地工作着"，病人的脸色"白得吓人"。赛姆还注意到，李斯特的脸上布满了汗珠，"好像刚参加完赛跑似的"。

两名医生继续忙碌着。赛姆将手指塞进伤口，用一根钝针和一根丝线缝起受伤的动脉。突然，一团鲜血从男孩的颈部喷射而出，浸透了木质手术台，凝结在李斯特的脚下。观众皆倒吸了一口气，认为病人很快就会死去。但是，赛姆继续缝合着容易滑脱的动脉，李斯特则负责保持伤口的敞开状态，并用海绵吸除血液。在紧张的几分钟以后，赛姆和李斯特退后一步，让出了手术台，让观众可以清楚地看到伤口。流血已经止住。

手术室里一片寂静。几秒钟后，寂静被打破了，人群爆发出纵情的欢呼声，向两位医生致以祝贺。

1854 年 1 月，李斯特当上了赛姆手下的住院外科医生。其实，他早就或多或少地承担起住院医生的职责了。有了官方任命以后，他拥有 12 名助手——是他在伦敦大学学院医院工作时的 3 倍。这一数字很快将上升为 23 名。赛姆明确地说，他与李斯特在工作上是合作关系，"住院医生"不过是个头衔罢了。赛姆承诺，他不仅不会干涉普通病例的治疗，还允许李斯特享受挑选病人的特权——这是任何一家医院的住院医生都不敢奢望的特权。不过，由于李斯特尚未取得苏格兰的行医执照，他在皇家医院只能协助赛姆进行手术，而不能主持手术。

李斯特迅速赢得了他手下工作人员的尊重和崇拜。[27] 他在伦敦大学学院时，举止总是一本正经，恪守礼仪。但在这里，他与自己管理下的年轻且偶尔爱吵闹的工作人员相处得更为轻松。李斯特为下属举办过几次慷慨的晚宴，还和他们一起拆除了当地一个庸医的广告牌。这伙志得意满的"乱民"拿到广告牌以后，在医院的空地上将它烧毁，仿佛一场仪式。

这些助手与办事员戏称赛姆为"领导"、李斯特为"首席"——这个亲密的称谓将陪伴他的余生。这位年轻英俊的外科医生尤其受到一名员工的喜爱——令人敬畏的珍妮特·波特（Janet Porter）女士。她是皇家医院的护士长，负责管理全体护理人员。

李斯特接受委任的时候，护理还不是一门需要技能或培训的职业，也不是一门能赢得尊敬的职业。受过教育的、家境富裕的女性都不敢选择这份职业，因为护理需要近距离接触男性的身体，或在无人监督的情况下与男性接触。弗洛伦斯·南丁格尔——后来将会彻底改变护理行业——此时还没有完全建立起让她名垂青史的清洁程序。此外，距离国际红十字会的建立还有 9 年时间——在 19 世纪后半叶，红十字会将在护士培训中起到重要作用。

由于护理行业的征招标准很低，与李斯特一同工作的护理人员鱼龙混杂。南丁格尔本人曾到皇家医院参观。她发现，就护理人员的管理而言，这个地方"毫无章法"。她解释说，高级住院医生有责任"每晚把喝醉的夜班护士用担架抬回来"。[28]这个令人不快的任务就落在了刚到赛姆手下工作的李斯特身上。实际上，有一名女护士经常宿醉，然后睡在医院的病床上解酒，李斯特好几次都不得不对她厉声斥责。

　　而李斯特的崇拜者——波特女士——则与这些嗜酒怠工的人截然不同。她用强硬的手腕约束外科医生，一举一动都仿佛她独自肩负着管理医院的全部责任。在李斯特初抵医院时，波特女士早已在这里扎下了根，积累了十数年看护病人的经验。她的休息室十足就是一个肖像馆，记录了在她负责的病房工作的医疗人员的来来往往。这些年里，她不断地将护理的旧知识与新进展整合起来。认识她的人都对她又敬又怕。在后来的职业生涯中，李斯特曾替诗人 W. E. 亨利（W. E. Henley）治病。在这位诗人笔下，波特女士"狡猾的灰色眼睛里流露出深情与狠毒"，讲着"苏格兰方言奉承、斥责或反对"。[29] 像所有为赛姆工作的人一样，波特女士身上洋溢着极强的责任感。就像亨利所说，"医生们喜欢她，挑逗她，用她所长"，但"他们说，就连'首席'对她也半是喜爱，半是害怕"。

　　这位新来的外科医生有好几次不小心触犯了波特女士的忌讳。一回，波特女士发现李斯特正在企图用病房的拨火棍把她的冰泥敷剂敲成碎块。据说，波特女士当场"勃然大怒，一把夺过拨火棍和泥敷剂，一边往厨房里退，一边高声抗议"。[30]

　　除却诸如此类的咆哮，波特女士的确对李斯特的安康持有母亲般的关怀。最明显的一个例子发生在 1854 年一个狂风大作的下午，李斯特与伦敦大学学院时期的同学约翰·贝多一起攀登路势险峻的猫罅（The Cat's Nick）时，不幸受伤了。[31]

　　猫罅是一条崎岖小径，通往索尔兹伯里峭壁。索尔兹伯里峭壁像一座宏伟的堡垒一样耸立在爱丁堡上方。这组峭壁高 151 英尺，位于市中心的东南方，距离市中心不到半英里，于约 3.4 亿年前开始在浅海中形成，是石炭纪的遗迹。李斯特——一名恐高症患者——勉强答应了友人的邀请，同意一起攀爬险峻的索尔兹伯里峭壁，登高畅览爱丁堡的壮美风景。贝多告诉李斯特，许多伟大的思想家都曾攀登过索尔兹伯里峭壁，比如小说家沃尔特·司各特爵士、诗人罗伯特·彭斯，甚至还有查尔斯·达尔文。达尔文热衷于徒步旅行，他曾说，自己是在只身漫步于索尔兹伯里峭壁上时，领悟了地质学家詹姆斯·赫顿的深层时间概念——这一概念后来在进化论中扮演了重要角色。在贝多心中，攀登索尔兹伯里峭壁是"一个不可不做的壮举"。

于是，两人不急不忙地开始攀登。一步一步地，城市被他们甩在了身后。爬到半山腰处，李斯特开始怀疑自己是否有力气登顶。他向走在前面的朋友喊道："我感觉头晕目眩；如果今天非要坚持到底，是不是愚蠢呢？"[32] 也许是看到了朋友眼中的恐惧，也许是自己也精疲力竭了，贝多同意了朋友的话，决定立即返回。

两人按原路下山。突然，贝多脚下一滑，带动了一块巨大的石块。李斯特听到了石块松动的声响，抬头去看是怎么回事，刚好看见他的朋友伴着一块岩石向他袭来。他将背部贴紧峭壁；贝多及时站稳了脚跟，但巨石却不偏不倚砸在了李斯特的大腿上。据贝多回忆，石块"急速旋转，蹦跳着滚下山崖，穿过了一群在玩跳房子的孩子，但并没有伤到他们"。[33]

在那个年代，即便是一处小伤口也有可能导致感染和死亡。贝多迅速做出判断：眼前的情况十分严峻。他把受伤的同伴留在原地，迅速爬下猫罅，很快便带回了四个帮手及一个担架。他们以隆重的阵仗，将受伤的李斯特抬回了医院。在医院大门口，波特女士正站在那里等候着，两只手绞在一起。她一边哭，一边用浓重的苏格兰口音责备贝多把她最钟爱的外科医生置于险境："唉，贝多医生啊，贝多医生！我就知道会是这样。你们这些英格兰人实在是太蠢了，老在安息日到处乱跑。" [34]

李斯特卧床休养了数周，再次延迟了离开爱丁堡的日期。幸运的是，尽管他腿上的瘀伤非常严重，但并未伤及骨头。一想到他们曾与死亡如此接近，贝多就心有余悸。多年后，他回想起这件事，如果李斯特不幸死去，历史的进程可能会被改变："如果那年夏天，我害死了我的朋友……这个世界和生活在这世上的万千居民将会遭到怎样的损失。" [35]

第 6 章　青蛙的腿

处处都是问题；事事缺乏解释；一切疑难重重。
只有大量的死者是毋庸置疑的事实。[1]

——伊格纳兹·塞麦尔维斯

加农炮的轰鸣声回荡在战场上。子弹穿透空气，撕开血肉，把阻挡其道的所有人都变得残缺不全。肢体残破，内脏涌流，鲜血将草地染成了深红色；伤员由于太过震惊甚至叫不出声来。和很多从未亲眼看见过战争的恐怖的年轻人一样，理查德·詹姆斯·麦肯齐（Richard James Mackenzie）也可悲地对在战场上等着他的事物毫无准备。1854 年，克里米亚战争打响后不久，麦肯齐只带着一包手术器械和一些氯仿，加入了正在和俄国人打仗的第七十二高地步兵团。

33 岁的麦肯齐本是赛姆的助手。他请了公休假，志愿去战场上当军医。麦肯齐和李斯特都为赛姆工作，但地位不同；麦肯齐资格更老，已经在皇家医院工作了很多年。在这些年里，麦肯齐继承了赛姆的许多手术技巧，包括著名的踝关节截肢方法。他与赛姆合作无间，爱丁堡大学的很多职工都认为他有一天会继承赛姆的临床教授职位——那是皇家医院的三个外科主任职位中最令人垂涎的一个，因为它永久享有一定的病房配额。然而，当战伤外科学教授乔治·巴林加尔爵士（George Ballingall）宣布退休后，麦肯齐发现了一个更快的晋职通道。只要他有了战地军医的经历，这个职位就唾手可得了。

离开爱丁堡后，麦肯齐很快就发现他带的这一点儿手术器械基本起不了什么作用。他最担心的不是枪炮，而是战场上恶劣的卫生条件对作战士兵的影响。在一封写给家人的信中，他说："我们经历了——你们知道的——一段非常困难的时期……最主要的还不是实际死亡率，而是生病士兵的人数之多。"[2] 疟疾、痢疾、天花和伤寒横扫军队营地，使士兵在战役尚未打响前就丧失了战斗力。士兵"被送上战场，一枪未开，甚至连敌人的影子都没见着，就凋谢了"，这一事实令麦肯齐大为惋惜。[3]

9 月 20 日，与敌人正面交战的机会来了。法国同英国的军队在克里米亚半岛的阿尔马河南面与俄军展开了激战。这是克里米亚战争的第一场重大战役。这一天，英法联军赢得了胜利，但伤亡惨重。麦肯齐所在的一方的伤亡人数约为 2 500 人，

俄国军队的伤亡人数则是这个数字的两倍还多。阿尔马河战役
是一场十足的"血浴"：麦肯齐从士兵们身上取出了无数颗子
弹，包扎了数不清的伤口，还在一天内做了 27 场手术（其中
包括两场髋关节处的截肢），而这一切都是在一个临时搭建的
医疗帐篷里完成的。

　　那些挺过了战斗和截肢手术的人仍然处于危险之中。枪声
平息了，但接着就爆发了霍乱。这种传染病跋山涉水、穿过山
谷，在麦肯齐所在的军营里扩散开来；它的索求是残酷的。霍
乱是由霍乱弧菌引起的，通常是通过被感染者的粪便污染了的
供水传播的。在克里米亚战争期间，这一疾病横扫欧洲——
霍乱弧菌有可能潜伏在士兵的肠道里，被送到前线。经过二到
五天的潜伏期后，感染者会突然开始上吐下泻，导致体液大量
流失和脱水。根据麦肯齐写给家人的一封信，这些感染者会在
几小时内死亡："有些士兵在早间检阅时倒下，不出三个、四个
或五个小时就死了……几乎不用我说，在这种情况下，任何治
疗都是徒劳。"如果不治疗，霍乱的死亡率高达 40%—60%。

　　在持续两年半的克里米亚战争中，霍乱共夺去了超过
18 000 名英国士兵的性命，为各种疫病之首。[4] 最早的牺牲
者包括理查德·詹姆斯·麦肯齐。在阿尔马河战役五天之后
的 1854 年 9 月 25 日，这位来自爱丁堡的前途无量的年轻外
科医生死于霍乱。又一次，死亡为另一个人的前途清扫了
障碍。

———

麦肯齐的不少同事都像他一样上了战场，但是李斯特的宗教信仰不允许他涉足暴力活动，即使是作为一个救死扶伤的外科医生。1854 年底，他在皇家医院的住院外科医生任用期即将结束。他发现自己没有工作，并且对未来毫无计划。几个月之前，他曾和父亲提起自己打算申请伦敦皇家自由医院的初级外科医生职位。虽然十分敬爱赛姆，但李斯特更思念家人。（此时的李斯特还不知道，为了回到家乡，他将努力 23 年，这是他的第一次尝试。）

皇家自由医院是外科医生威廉·马斯登（William Marsden）于 1828 年创建的，目的是向没钱治病的人提供免费护理（就像医院的名字所暗示的那样 *）。虽然英国的医院都为穷人服务，但病人需承担自己的食宿费用。此外，想要住院的病人还得取得一封由医院的管理者或定期捐款者写的介绍信，这并非易事。马斯登不赞同这种惯例，他认为"唯一的［入院］通行证应该是没钱治病"。5 之所以决定开设皇家自由医院，是因为马斯登有一天晚上在圣安德鲁教堂的台阶上发现了一个垂死的女孩。他把女孩送到医院，但是医院拒绝接收她，因为她身无分文。几个星期后，女孩死去了。

---

* Royal Free Hospital 中的 Free 有"自由"和"免费"的意思，虽然本意偏向"免费"，但中文多译为"皇家自由医院"。

如果能在皇家自由医院找到工作，李斯特就能离家近一些了。这对他的职业生涯也有好处。医院的工作很难找，尤其是在伦敦。这一职位不仅能够提升李斯特作为外科医生的声望，也能帮助他开始利润丰厚的私人执业，将来或许还能让他得到大学教职。但是，赛姆和李斯特之前的教授威廉·夏培都怀疑这个职位是否适合他。他们不支持李斯特提交申请，因为担心自己的爱徒会被卷入皇家自由医院近来日渐激烈的政治斗争。

这场斗争是当时伦敦医学界最大的八卦。皇家自由医院共有 3 位外科医生：威廉·马斯登；约翰·盖伊（John Gay），在医院已经工作了 18 年；托马斯·亨利·瓦克利（Thomas Henry Wakley），其父亲是医学期刊《柳叶刀》的创始人。12 月，盖伊被迫辞职，起因是他为自己的传记作者提供的信息里包含对医院的批评。皇家自由医院的管理者委员会认为，关于出现在传记中的贬损性言论，盖伊本该制止，却未采取措施。在这个节骨眼上，两个派系形成了。一方认为，委员会勒令盖伊辞职十分合理；另一方则认为，委员会是外行，不应该干涉一名外科医生的职业生涯。瓦克利言辞激烈地在《柳叶刀》上为委员会的行为辩护，这并不稀奇，毕竟他是直接受益者——在盖伊辞职后，他就可以被提拔到盖伊的位置上。

夏培在给爱丁堡的赛姆写信说："新来的外科医生将和年轻的瓦克利接触更多——我担心他们很快就会产生龃龉，接着就是在公众面前开始争论，没完没了，让人分心——或者就是李斯特辞职。我无法想象李斯特在他的前进道路上会和瓦克利意见一致。"[6]赛姆还有一个担心：李斯特会让年轻气盛的瓦克利黯然失色，这样可能会触怒瓦克利的父亲，而后者仍对伦敦医学界有相当的影响力。夏培对赛姆说："我无法想象老瓦克利会允许任何新人踩着自己的儿子获得声望。"夏培和赛姆都将自己的顾虑转告给了李斯特。听了两位导师的建议后，李斯特最终没有在截止日期之前递交申请。

于是，李斯特仍然没有决定在住院外科医生任用期结束后要做什么。他考虑过按照原来的计划游历欧洲，约瑟夫·杰克逊也鼓励儿子这样做："汝今已自由，无人干扰，得以继续汝先前制定之计划，以之为准……调查欧洲大陆上的其他医学院。"[7]然而，虽然皇家自由医院的职位几乎足以吸引李斯特离开爱丁堡，游历欧洲却不然。于是李斯特向赛姆申请接替麦肯齐教授外科学课程，并申请成为爱丁堡皇家医院的助理外科医生。

李斯特如果当赛姆的住院外科医生或许资历太深，但当助理外科医生无疑又资历太浅，因为他尚未获得苏格兰的外科行医执照。李斯特的提议甚至让赛姆吃了一惊，后者马上给这个计划泼了凉水。但李斯特不会轻易却步。这是他这辈子第一次坚定了立场。在一封信里，李斯特问父亲："如果一个人抓不住降在他身上的机会，他还能做什么，还有什么长处？"[8]在他内心深处，他明白自己是这个职位的最佳人选，尽管有一点高攀。"起先我有时会在［机会］面前退缩，"他写道，"但是我打起精神，因为我反思，如果我现在不这样做，以后又如何能完成那外科医生的职责呢？"虽然这一举动相当逞强，但他仍然表现出了骨子里的谦逊，对自己的志向加以修饰，称自己并不希望，也不指望能拥有赛姆的事业的"十分之一那么成功"。

渐渐地，赛姆开始觉得让李斯特当自己的新任助理外科医生是一个不错的主意。李斯特的手术技巧和求知欲都让他印象深刻。4 月 21 日，李斯特被选为苏格兰皇家外科学会（Royal College of Surgeons of Scotland）会员，取得了在爱丁堡行医所需的执照。不久后，他搬进了拉特兰街 3 号气派的寓所，与赛姆的诊室隔街相望。李斯特的父亲一直资助儿子生活费，尽管新寓所租金昂贵，但他写信给李斯特说，他赞成他搬进"与汝现今职业身份相称且设有体面的家具陈设的住宅"[9]。李斯特刚搬进新的住所，医院管理层就确认了他在皇家医院的职位任命。9 月，李斯特治疗了一名脚踝脱臼的病人，并在此过程中使用了氯仿麻醉，赚得了他的第一笔医治费。[10] 约瑟夫·李斯特的职业生涯终于步入了正轨。

虽然李斯特的住所设施齐全，但仍然无法与他导师的豪宅相比。[11] 尽管米尔班克宅院到市中心步行仅需半小时，但对于前来拜访赛姆一家的客人来说，它更像是一座乡间别墅。当人们走进这座宏伟的、与世隔绝的宅院时，爱丁堡的烟尘、污垢和噪音马上就消失在了身后。这座豪宅被常春藤覆盖，俯瞰着缓缓倾斜的山丘和整整齐齐的草坪，为每日在皇家医院经历着种种恐怖景象的赛姆提供了心灵的安慰。他于 19 世纪 40 年代买下这座宅院，当时宅院里已经建了几间普通温室和葡萄园。这些年来，赛姆通过私人执业挣的钱越来越多，他又扩建了一间无花果温室、一间菠萝温室、一间香蕉温室、两间兰花温室以及若干保护水果生长的防护墙，在冬季可以用玻璃封顶。在饱受风雨侵蚀的苏格兰，这里就像是一个热带乐园。

米尔班克宅院是一个热闹的地方。赛姆喜欢举办小型晚宴，招待朋友、同事以及前来参观爱丁堡的医学和科学研究机构的人。他憎恶大型聚会，每次最多接待 12 位客人。李斯特经常受到邀请，赛姆及家眷都很欢迎他。

按照现代标准，赛姆有一个大家庭。家眷包括赛姆的第二任妻子杰迈玛·伯恩和他们的三个孩子，还有赛姆在上一段婚姻中生的女儿艾格尼丝和露西。他的第一任妻子安妮·威利斯是在生两人的第九个孩子时去世的，那是好些年前的事了。赛姆和第一任妻子的其他七个孩子以及和第二个妻子的其他两个孩子，皆死于各种疾病和事故。丧亲之痛仿佛在提醒人们，医学在死亡面前是多么的无力。

除了常规的晚餐邀请外，李斯特有一次还被邀请同赛姆一家一起前往苏格兰西海岸，住在赛姆家亲戚位于长湖（Loch Long）的乡村居所。李斯特接受了邀请，但这不仅是为了博取老赛姆的好感——他喜欢上了领导的大女儿艾格尼丝。

艾格尼丝·赛姆（Agnes Syme）是一个高挑苗条的女孩，

与她美丽的妹妹露西相比，她的外表更朴实无华。艾格尼丝总是把她长长的黑发梳成一个松散的圆发髻，衬托得她容貌精致。在一封写给家人的信中，被迷住的李斯特滔滔不绝地说着他的"珍贵的艾格尼丝"。[12] 他告诉约瑟夫·杰克逊，尽管赛姆小姐的外表"一点儿也不艳丽"，但她却拥有一种讨人喜欢的个性："她的不动声色中有一种不断变化的神情，天真烂漫地展现出了一个诚实而谦虚、毫不狡猾又毫不做作的灵魂。"李斯特强调，最重要的是，她还"具有健全和独立的智慧"，这种特质无疑是从父亲那里继承的。李斯特在写到他新萌生的爱时几乎毫无顾忌："偶尔——尽管我觉得已不像从前那样少见了——她的眼睛会流露出发自一颗非常温暖的心的深情。"

　　李斯特的父母并不看好两人结合。艾格尼丝及其家人都是虔诚的苏格兰圣公会信徒，她几乎不可能愿意放弃自己的信仰而转入贵格会。李斯特的父母从一开始就表达了他们的顾虑。就像约瑟夫·杰克逊在信中写的："汝亲爱的母亲告诉我，她一直劝汝勿让其他约定占据汝之全部，以致我们失去汝。"[13] 他提醒李斯特，不要做任何可能会流露出他想娶艾格尼丝的想法的举动。他补充说（也许是为了使自己放心），他相信事情会朝理性的方向发展："汝之判断力很快就会发现这样做行不通。"

　　尽管父母表示了担心，李斯特却情难自已。很快，皇家医院的初级医务人员都听说了"首席"正在追"领导"的女儿。在 5 月中旬的一天晚上，员工晚餐结束后，一个年轻人唱了一首模仿音乐厅流行曲调《维利金斯与他的恋人黛娜》的歌曲，在歌里，李斯特拒绝明媒正娶赛姆的女儿，结果被一把手术刀神秘地杀死了：

> 赛姆在医院四处游荡
> 看见约瑟夫倒在地上
> 一把尖刀躺在他的身旁
> 一张纸条写着失血而亡——

在故事里，赛姆试图救活李斯特，把被切断的血管"绑了不下十次"，但已于事无补。这首歌以温馨提示结尾：

> 现在，年轻外科医生都吸取了教训
> 永远而且绝对不能违背赛姆先生
> 所有听了这个悲惨的故事的年轻医生啊
> 想一想约瑟夫、赛姆小姐和那把尖刀。[14]

虽然在这首戏仿歌曲的背后是大家对李斯特的喜爱之情，但被改的歌词也提醒了李斯特：他在向艾格尼丝表示好感时应当认真谨慎。她的父亲不是他可以违背的人。

李斯特无法抛开对艾格尼丝的爱。但是，现实是无情的：如果他要娶一个圣公会教徒，他就必须放弃贵格会教徒的身份。对于这个七年前还在认真考虑放弃学医、成为贵格会牧师的人来说，这是一个艰难的决定。他不仅要考虑宗教上的后果，还要承担经济上的风险。约瑟夫·杰克逊眼下还在为李斯特提供经济支持，一年给他 300 英镑用于生活开销；除此之外，李斯特名下的财产每年能赚 150 英镑利息。然而，如果李斯特决定离开贵格会，他不敢肯定他的父亲还会继续给他提供生活费。

最终，李斯特坦率地问父亲，如果他向艾格尼丝求婚，他还能不能从父亲那里得到经济支持。约瑟夫·杰克逊抛下了宗教顾虑，向儿子保证了他的爱："我不会让她不在我们教会这一情况影响我对汝之经济安排——也不会改变此前对汝的期望。"15 如果李斯特求婚成功，他会为儿子提供购买家具的钱；他还告诉儿子他指望赛姆会"安置"他的女儿（大体就是出一笔嫁妆），他将直接与赛姆协商此事。

父亲向李斯特保证，他和他的母亲都不希望李斯特"为了让我们安心才参加贵格会的礼拜"。16 他建议儿子自愿退出他在贵格会的身份，而不是因与其他信仰的人结婚、违反教规被正式开除。约瑟夫·杰克逊认为这是最好的选择，因为倘若李斯特以后想要重返贵格会，贵格会的大门还会为他敞开。

李斯特放下心来，向艾格尼丝求婚，并成功了。艾格尼丝和她的继母将婚期定在了次年春天。渴望与新娘开启新生活的李斯特向父亲抱怨这个日子太迟了。如果让他做主，他一天都不想多等。约瑟夫·杰克逊——无疑被儿子迫切想要享受家庭生活的心情逗乐了——向李斯特保证："我如汝一样，也倾向于早一些，然而汝将明白，选择吉日须交由女士们决定是有道理的。"[17]

结婚礼物不断涌来：爱尔兰的皮姆家族送了一座黑色的大理石钟；李斯特的弟弟亚瑟送了一套漂亮的甜点餐具。[18] 刚搬了家的李斯特现在又得找适合婚后生活的新住处了。艾格尼丝带来了可观的嫁妆，加上约瑟夫·杰克逊作为结婚礼物给他们的钱，这对新婚夫妻可以负担起更高级的房子。[19] 李斯特搬进了拉特兰街 11 号，距他的旧公寓只有几步之遥。这是一座贴有花岗岩外墙的乔治王时代的建筑，共有 9 个房间，分布在三层楼上，其中包括一间紧挨门厅的书房，李斯特打算将其改建为今后接待病人的诊室。在给母亲的一封信中，他描述了位于二楼的一个房间的样子，这个房间曾经是育儿室，因为它"配备了一个带冷热水水龙头的水槽"。[20]

1856 年 4 月 23 日，李斯特和艾格尼丝在米尔班克宅院的会客厅里举行了婚礼。艾格尼丝的妹妹露西后来回忆说，这样做是因为"考虑到贵格会的亲戚们"，他们可能会对去教堂参加婚礼感到很不自在。[21] 在婚宴上，苏格兰内科医生兼散文家约翰·布朗（John Brown）给这对幸福的夫妻敬酒。他们的前途一片光明，原因之一当然是李斯特正像一颗明星一样在爱丁堡医学界内升起。布朗在致辞中做出了一个准确的预言："我相信，李斯特将成为他的行业的佼佼者。"[22]

李斯特在爱丁堡皇家医院工作时，那些在伦敦的大学学院医院就开始困扰他的问题仍然存在。病人不断地死于坏疽、丹毒、败血症和脓血症。这个被大多数外科医生视为不可避免的问题让李斯特感到挫败，他开始从病人身上采集组织样本，放在显微镜的透镜下进行研究，以更好地了解在细胞层面发生了什么。

和许多同事一样，李斯特也发现在败血性疾病发作之前通常会出现严重的炎症。在这之后，病人很快就会开始发烧。将两者联系起来的根本因素似乎是发热。炎症是局部发热，而发烧则是全身发热。然而，在 19 世纪 50 年代，这两种情况都很难预防，因为几乎没有伤口能够在干净的条件下愈合，甚至很多医生都认为"值得赞美的脓液"对愈合过程至关重要。[23] 此外，医学界还一直为了炎症是"正常的"还是需要处理的致病过程而争论不休。[24]

李斯特下定决心，他要进一步了解炎症背后的机制。炎症和医院坏疽之间有什么联系？为什么有些发炎的伤口演变成了败血症，而另一些却没有？在给父亲的一封信中，他写道，他"感觉［炎症的］早期阶段尚未被追溯到，以致没有观察到从健康的发红到炎症的变化"[25]。

控制炎症是医院里的外科医生每天都要做的斗争。当时的人认为，伤口愈合有两种方式。理想的情况是伤口经过"一期愈合"而痊愈，外科医生用这一术语表示伤口在重新长好时只经历了最轻微的炎症和化脓（脓液形成）。简单地说，伤口干净地，或"宜人地"——用当时的话说——愈合了。另外一种方式是伤口长出了新的肉芽或疤痕组织，通过"二期愈合"而痊愈，这种方式历时漫长，常常伴随着炎症和化脓。经历了二期愈合的伤口更容易被感染，或变得"酸腐"。

外科医生用来处理伤口的方法繁多，反映了他们在理解和控制炎症、化脓和发烧方面付出的艰辛努力。更麻烦的是，化脓性感染的发生有时似乎随机而不可预测。有些伤口几乎不需要医疗辅助就能漂亮地愈合，但也有一些伤口即使经过频繁的换药和清创术（清除死组织）之类的细致处理之后依然致命。很多外科医生都注意到了一个现象：不伴有皮肤破损的单纯骨折往往会顺利痊愈。这一现象强化了是有某种东西从外面进入了伤口的观念，于是"遮盖法"流行起来，即让伤口避免接触空气。

遮盖法的操作方式多种多样，具体要看负责病例的外科医生的喜好。第一种方法是用干燥的敷料完全覆盖伤口，比如用小牛的肠外膜制成的肠膜，又比如胶带。如果伤口经由一期愈合痊愈，这种方法就会成功。但如果伤口化脓，腐败性的有毒物质（也就是我们今天所说的细菌）——在敷料的阻碍下无法排出——将会回流到病人的血液中，从而引发败血症。为了对抗这种效应，一些外科医生不断地打开敷料，以清除排出物，这种方法叫作"反复开合的遮盖法"。其实，罗伯特·利斯顿在19世纪40年代就批评这种方法毫无益处："病人处于一种持续应激的状态，常常会因为痛苦、排出物和消耗热而体力透支，反为这种方法所害。"[26]

不少外科医生反对遮盖法，因为它使热量滞留在伤口内，在直觉上就对控制炎症不利。他们相信，受伤的部位不应该被完全遮盖，因为绷带会"吸满恶臭的蒸汽，浸透血淋淋的、腐败的、散发着臭气的物质"，这一切将使伤口变得酸腐。赛姆喜欢将伤口缝合，同时留出一个小的引流孔，再用一块宽大干燥的软亚麻布包起除了引流孔之外的部分；让伤口保持这种状态大约 4 天，然后除去旧的软亚麻布并换上新的，之后每两天更换一次，直到伤口愈合。

有的外科医生更喜欢"水敷料"，也就是湿绷带，他们认为通过保持伤口凉爽能够抵消炎症带来的热量。有的则尝试直接冲洗伤口，甚至将病人整个浸入水中，然后不断换水。事实证明，这种方法最为成功，因为它无意中除去了刚刚形成的排出物。但是，这种方法价格昂贵且使用不便，医生们对于应该使用热水、温水还是凉水也存在很多分歧。

最大的问题是，虽然几乎所有外科医生都想防止伤口感染，但是说到感染的原因，他们却没有达成共识。有的人相信根源在于空气中的某种有毒物质，但谁也不知道这种有毒物质的本质是什么。还有的人则认为伤口感染是从无到有自然产生的，尤其是在病人身体本就虚弱的情况下。

几乎整个医学界都意识到，医院环境是近年来感染率上升的一个诱因。19 世纪，随着医院规模的扩大，不仅接收的病人越来越多，治疗的疾病种类也随之增加。在 1846 年麻醉术问世后更是如此，因为麻醉术让外科医生更有信心去做一些之前不敢做的手术。由于病房里的病人太多，想要保持医院清洁也就愈加困难。医学院重点教材《内科学、外科学与相关科学年鉴》的作者认为有必要提醒读者："若有可能，请勿重复使用已在坏疽伤口上用过的绷带和器械；也不要在已感染病人所在的房间内准备或储存绷带、亚麻布或衣物。在这些疾病已经爆发的地方，经常更换床上用品、毯子和床单是非常有效的。"[27]

现代医院所具备的卫生水平在当时是不存在的，也是李斯特刚开始在皇家医院工作时所无法拥有的。找到某种揭示炎症和感染的本质的方法，变得比以往任何时候都更紧要了。

婚后第一年，艾格尼丝逐渐习惯了在家里看见青蛙。[28]她的丈夫在度蜜月的时候就迷上了这种两栖动物。在开始为期4个月的欧洲之旅前，这对新婚夫妇曾在金罗斯市的一位叔叔家暂歇，从爱丁堡乘马车到金罗斯只需要一天。李斯特出门时带了他的显微镜。他在这位叔叔的住宅附近捉了几只青蛙，临时装配了一个实验室，开始了一系列实验，希望能够更好地理解炎症过程——他将为这个主题倾注一生。但是李斯特颇为倒霉（尽管对于青蛙来说是幸福的），青蛙纷纷设法逃脱，在宅子里四散奔逃，仆人们跑来跑去，试图抓住它们。等到夫妻二人结束旅行回到家中，李斯特重新开始进行实验。这一次是在他自己的实验室里，位于拉特兰街住宅的一楼。他不知疲倦地工作，勤劳的妻子则在旁协助。艾格尼丝常常听李斯特口述，用一丝不苟的笔迹在他的病历簿上做记录。他们几乎把时间都用在做研究上了，没有多少余暇。

在此之前，李斯特用显微镜观察的主要是已经死亡的组织。[29] 这些样本通常取自他在皇家医院负责的病人，偶尔甚至还会取自他自己的身体。但是，他真正需要的是活组织，这样才能准确地知道血管在不同情况下的反应——要想知道如何处理伤口、了解术后感染的原因，这是一个至关重要的条件。他又一次把注意力转到青蛙身上；他来到位于市中心东部的达丁斯顿湖，为研究课题捕捉了一批实验对象。从这一刻开始，他将逐渐揭开数百年来一直困扰着医学界的谜题。

李斯特的炎症研究是他在伦敦大学学院时的教授沃顿·琼斯的工作的延续，后者使用蝙蝠翅膀以及青蛙脚蹼上的半透明组织对外周血管进行了显微观察。[30] 和教授一样，李斯特也发现，似乎在炎症开始之前，毛细血管内的血流会变缓。他想知道炎症是如何影响健康肢体的血管和血流的。

在家中的实验室里，他设计了一系列实验，对活青蛙的脚蹼施加控制严格、不同等级的伤害，每一次都用目镜测微尺测量青蛙蹼的血管直径。他尝试了多种刺激物，首先是温水，水温随着每次实验逐步升高，直到沸点。接下来，他还测试了氯仿、芥末、巴豆油和醋酸对蛙蹼的影响。

实验的关键在于查明中枢神经系统在炎症中的作用。为了更好地了解这一点，李斯特对一只大青蛙进行了活体解剖，并在不伤害脊髓的情况下移除了整个大脑。（与英国历史上的很多科学家一样，李斯特认为活体解剖是他这一行必要的恶行，对他自己的研究和挽救病人而言，都是无价的。）

在切除青蛙的大脑后，他观察到"原先差不多是正常尺寸并且可以迅速输送血液的动脉已经完全收缩，所以蛙蹼显得没有血色，只有静脉内还有一些血"。[31] 在接下来的几个小时里，李斯特继续操纵脊髓，并不时地移除脊髓的一部分，直到青蛙最终死亡："由于心脏虚弱，血液已停止流动。"[32] 他推断，青蛙如果没有了大脑或脊髓，动脉就不能扩张。

李斯特决定向设在爱丁堡的皇家外科学会呈递他的发现。然而，到了要发表演讲的时候，他仍然没有完成令自己满意的实验总结。时间一分一秒地流逝，他的父亲——此时正在苏格兰看望这对新婚夫妇——注意到，他的儿子在演讲的前一天晚上只准备好了一半的讲稿，还有"三分之一只能［在演讲当天］即席发表"[33]。但是，尽管李斯特准备不足，论文仍顺利无阻地呈递了，并发表在了《皇家学会哲学学报》上。

李斯特在论文中指出，"由直接刺激引起的一定程度的炎症对于一期愈合而言是必不可少的"。[34] 也就是说，在受伤的时候，由切口或骨折引起的炎症是正常的，其实是人体自然康复过程的一部分。伤口发炎并不必然会导致败血症。与沃顿·琼斯不同，李斯特认为青蛙腿的血管张力受脊髓和延髓的控制，因此炎症可能直接受到中枢神经系统的影响。[35] 简而言之，李斯特相信炎症有两类：局部炎症和神经性炎症。

在结束语中，李斯特按时间顺序陈述了他对青蛙的实验观察，并将其与临床场景相联系，例如沸水或手术切口造成的皮肤创伤。这些早期研究为李斯特后来在伤口愈合及感染对组织的影响等方面的临床工作奠定了基础。[36] 他一直到最后都错误地认为炎症分为两类，但是，他的开创性工作的确让他更好地理解了炎症如何令组织丧失生命力。这一点至关重要，让他进一步理解了受损组织为什么会发展出败血症。

在皇家外科学会发表演讲之后，及在皇家医院授课或治疗之余，李斯特在艾格尼丝的协助下继续进行密集的青蛙实验。这使得约瑟夫·杰克逊在信中写道："我觉得我已经可以问你，是哪些新观点……为用可怜的青蛙做进一步的实验之必要性提供了佐证。"[37] 李斯特的追根究底和对细节的执着有时会妨碍他及时发表重要研究成果，这只是第一次罢了。尽管如此，在结婚的头三年里，李斯特共发表了 15 篇论文，其中 9 篇集中发表于 1858 年。所有这些论文都基于他自己的发现，其中多数详细介绍了他对炎症的起源和机制进行的生理研究，为他后来影响深远的工作打下了坚实的基础。

第 7 章　清洁与冷水

外科医生就像农夫，在田里播种，隐忍地等待作物生长并将之收割，充分意识到自己在自然力量面前的无能。大自然将决定从天而降的将是雨、飓风还是雹暴 。[1]

——理查德·冯·福尔克曼

1859 年 7 月，詹姆斯·劳里（James Lawrie）——59 岁的格拉斯哥大学临床外科学钦定教授——突发脑卒中，丧失了运动及说话的能力。劳里是一位知名的大学教授，曾经教过著名的医务传教士和探险家戴维·利文斯通（David Livingstone）。他的职位一向受到外科学界的垂涎，此时又重新成为人们角逐的对象。

李斯特立即写信告诉父亲这则消息："劳里教授……的健康状况让他无法胜任现在的职位了。"[2]他表示自己有兴趣申请该职位。如果拥有了这个颇有声望的头衔，他将能够在格拉斯哥开始利润丰厚的私人执业，这是他在爱丁堡做不到的。此外，李斯特还认为他在格拉斯哥医学界的朋友有一定的影响力，能帮他得到市内医院的外科医生职位。[3]最重要的是，他告诉父亲，倘若得到这个职位，他有信心能在将来机会出现时"申请某个伦敦的职位更有竞争力"。

然而，这个职位也有一个缺点。如果李斯特搬到格拉斯哥，就意味着他需要结束与他的朋友、同事和岳父6年的合作关系。他遗憾地告诉约瑟夫·杰克逊："我很舍不得离开爱丁堡，尤其是离开赛姆先生，正如您所知，我对他怀有非常深切的敬意。"[4]想到自己的离开对他的导师、他们在过去这几年积累的外科经验可能意味着什么，李斯特忧虑不已："赛姆先生……显然会更倾向于把我留在这里，在医院里助他一臂之力……毕竟在整个爱丁堡，没有人在手术方面能与他有像我和他这样的交情。"尽管如此，这位32岁的外科医生无法对教授职位可能为他带来的诸多机遇视而不见。他忍住对赛姆和皇家医院的依恋，递交了这个空缺职位的申请。

除了李斯特之外，还有其他7名技术精湛的候选人也递交了申请：其中5名来自格拉斯哥，两名来自爱丁堡。情况颇有些复杂，在英国，钦定教授（Regius Professorship）的任命须由王室的一名大臣决定，而这位决策人通常不熟悉该职位的具体要求，也不清楚哪一名候选人最适合这个职位。赛姆恳挚地推荐了他的女婿，用他特有的简明扼要的语言指出，李斯特具有一种"对精确性的严格把控、极其准确的观察力和极佳的判断力，这一切与异常灵活的双手和注重实际的头脑相得益彰"。[5]

日子一天一天地过去了，一直没有这个职位的消息。到了12月，李斯特收到一位密友的私人来信，信中说他将会得到这一钦定教授职位。[6]但是次年1月，《格拉斯哥先驱报》报道此事尚未有定论，这份喜悦即被浇灭。这篇文章让人们注意到了格拉斯哥的两位议会议员在医学界散播的一封公开信，他们呼吁当地的医生"告诉我们您认为哪一位候选人最适合这一职位，在他的名字旁边画一个十字"。[7]那些担心腐败和任人唯亲现象的人立即对此表示强烈抗议。如果按照格拉斯哥的医生的个人偏好来挑选候选人，对李斯特这样的外来人员来说一定是不利的。

抗议声日趋响亮，威廉·夏培、约翰·埃里克·埃里克森和詹姆斯·赛姆都写信支持李斯特。[8]这篇社论发表十天后，内政大臣正式任命李斯特接任劳里的职位。次日，欣喜若狂的儿子写信给父亲："喜讯终于来了……女王陛下批准了对我的任命。"[9]李斯特形容他感到"为喜悦陶醉不已"，这份喜悦"无疑因为之前漫长的等待而翻了一番，甚至可能是原来的三倍"。在喜悦之中，李斯特还认为这一任命洗刷了格拉斯哥普遍受到的"狭隘和排他"的指控。李斯特相信他和艾格尼丝将很快适应这座新城市。

　　格拉斯哥距爱丁堡只有 40 英里。两座城市的中心各坐落着一所历史悠久的大学，但是格拉斯哥的学术氛围与李斯特在爱丁堡与赛姆一起工作时所习惯的氛围截然不同。格拉斯哥医学界尊崇权威而不欢迎思考，传统守旧而反对特立独行。[10]格拉斯哥不欢迎创新。李斯特将不得不挣扎一番，才能在大学里的传统观点的忠实拥护者之中立足。

　　在李斯特的就职典礼上，来自大学里各个学科的杰出人士济济一堂，这些人都是李斯特今后的同事。他们聚在一起，来听这名新上任的临床外科教授的演讲。李斯特感到焦虑。一天前，有人通知他必须以拉丁文发表演讲，这是一种古老的传统，源于人们认为医生应当展示其渊博学识。当时曾有人说过："在成为医生或科学家之前，我们首先应该是男人和绅士。"[11]

　　就职典礼前一晚，李斯特艰难地为这场重要演讲做准备，直到深夜。此刻，当他面对台下观众时，他紧张地抓住了阿格尼丝建议他带来的拉丁语词典。[12]使他更为焦虑的是口吃的毛病，在他压力很大的时候，口吃有时会卷土重来。然而，演讲开始之后他便找到了一种节奏。[13]他说起拉丁语来竟然意料之外地流利。就在他要开始讲更深刻的内容时，大学校长起身打断了他。他示意李斯特不必再讲了，因为他的头几段演讲已经达到了学校的要求。李斯特就这样通过了第一次考验。

格拉斯哥大学的治学态度尽管保守，但也并非一成不变。这一时期新加入的教授们吸引了新的生源，帮助挽救了学校每况愈下的声誉。1846 年，威廉·汤姆森（即开尔文勋爵，后来提出了热力学第一定律和第二定律）被聘为自然哲学教授，他重视实验室操作，授课内容也着重于实验成果。两年后，艾伦·汤姆森（Allen Thomson）被聘为解剖学教授。他的显微解剖学课程为大学原本陈旧的课程目录增加了一个新条目。这些变化使得医学院的入学人数稳定增长。李斯特被聘为教授时，学校共有 311 名注册学生，约为 20 年前注册人数的 3 倍。[14] 其中超过一半的学生都注册了李斯特新开的系统外科学课程，使得课程规模成为全英国同类课程之最。[15]

大学的硬件设施容纳不下数量剧增的学生。爱丁堡拨出了数百英镑用于翻新教室、更新教学用具，格拉斯哥却几乎没有提供任何经济资助。[16] 李斯特的教学方法侧重实践，需要用到解剖标本、模型和解剖图；因此，他发现学校分配给他的教室不能满足需求。他决定用自己的钱来重新装修教室，包括增盖一间与教室相接的"休息室"，用来存放他那些珍稀的标本藏品。[17] 桌椅都换成了新的，整间教室被打扫得干干净净，还重新粉刷了墙壁。艾格尼丝也参与了教室的装修。在给李斯特的母亲伊莎贝拉的一封信里，艾格尼丝写道："教室看上去实在是太棒了——三扇门上贴了绿色的厚羊毛毡，还装了锃亮的小黄铜把手，图表架则是橡木色的；一侧摆着由木架支撑的漂亮的写字石板，另一侧则是拼接精确的骨骼标本。图表架上挂着一些全页插图，漂亮的橡木桌子上则摆着一些样本。"[18] 教室翻新对李斯特的新学生们产生了即刻的影响，他们在进入教室后马上脱下了帽子，就座后便恭顺安静地等着上课。[19] 焕然一新的环境让他们知道自己可以期待同样全新的教学方法。

虽然李斯特一直对在众人面前讲话心怀忐忑，但是他的第一堂课大获成功。他以 16 世纪外科医生安布鲁瓦兹·帕雷的名言"我为他包扎，是上帝治愈了他"开场，由此展开关于解剖学和生理学在外科手术中的重要性的讨论。[20] 李斯特授课既信息丰富，又寓教于乐。李斯特的外甥说，当这个通常拘谨的贵格会教徒对"顺势疗法开了一个含蓄的玩笑"时——自打在伦敦大学学院上学时起，李斯特就对此疗法持批判态度——学生们"也在恰当的时候笑了"。

他讲课的主题之一是在截肢时留出可供使用的残端的重要性，这样可使截肢者恢复尽可能多的功能，免于给家庭或社会造成负担。他给学生们讲了一名坚韧的苏格兰青年的故事，该青年在被李斯特截去双腿后仍然能跳苏格兰高地舞。[21] 这个故事令学生们哄堂大笑。课后，李斯特给母亲写信说："我现在的感觉是，倘若有同样的恩慈相助，我将无所不能……我在整个授课过程中完全没有感到一丝焦虑，多么奇妙啊！"[22]

学生们对这位新教授反响热烈，这反过来让李斯特当老师当得更加如鱼得水。他们甚至对李斯特在公开演讲时的口吃问题很是感谢，因为李斯特不得不放慢语速，学生们记笔记也就更加从容。一名学生在毕业后曾写道，学生们实际上都很崇拜李斯特。在爱丁堡，赛姆也听说了自己门生的长进。他写信给女儿，"可以认为你们已经掌控了这个游戏，"又似乎想起了什么似的补充说，"希望你们玩得开心。"[23]

到大学任职后不久，李斯特当选为皇家学会会员——他的职业生涯才刚刚开始，此时当选是一项非凡的荣誉。他所加入的是一个有过许多杰出会员的组织，这些会员包括罗伯特·波意耳、艾萨克·牛顿和查尔斯·达尔文。这次当选是对他关于炎症与凝血的原创性研究的认可，他在 1860 年投给皇家学会的一系列论文中呈现了这些研究。

正是在大学里做上述研究的时候，李斯特向格拉斯哥皇家医院申请了外科医生的职位。他认为，医院的职位对于他的教学工作至关重要，因为这能使他在真实的病人身上向学生展示他的理论和方法。在接受教授任命之前，医学系的朋友曾告诉他，一旦他适应了教授的角色，皇家医院的职位也会唾手可得。事实上，李斯特在最初写信告诉父亲劳里退休、大学有空缺职位时，就已经透露了这一期望。因此，当医院拒绝了他的申请时，李斯特感到非常意外。

李斯特向医院的董事会主席大卫·史密斯——一位制鞋商——提出了申诉。想要成为医院的董事会成员，只需要高

额捐款便可以实现。因此，像史密斯这样没有医学背景的人却
管理着医院的事情并不罕见。皇家医院的董事会共有 25 名董
事，其中两名是大学医学教授，其余则鱼龙混杂，包括宗教事
务人员、政客和其他公共机构的代表；这些人几乎不具备科学
上的远见。所以，李斯特——一个试图从内部、从根本上改
革外科手术实践的人——难免会遇上史密斯这样的阻碍，这
些人认为医院的存在只有一个目的：治病救人。在李斯特和赛
姆等走在时代前列的人眼中，医院的意义远不止于此：医院还
应当是一个让医学生从实际病例中学习的地方。

　　李斯特向史密斯解释为何临床外科学教授应当在医院病房
里做示范，好让学生们把理论与实践结合起来。他自己就曾接
受过这种教育，他相信年轻一辈的医学生亦应当接受相似的训
练。史密斯认为这一观点是无稽之谈。“停，停。李斯特先生，
这个主意太有爱丁堡风格了，”他对这个沮丧的外科医生说，
“我们的医院是一个治疗型机构，而不是教育型的。”[24] 医院的
大多数董事都同意史密斯的意见，并于 1860 年投票驳回了李
斯特的申请。

　　史密斯的断言其实不假，格拉斯哥皇家医院的主要任务
是治疗。格拉斯哥市的人口从 1800 年到 1850 年翻了两番，从
1850 年到 1925 年又翻了两番。19 世纪 20 年代，被驱逐的苏
格兰高地人大量涌入格拉斯哥；19 世纪 40 年代，又有数以千
计的人为了逃离爱尔兰大饥荒而涌来。等到李斯特抵达时，格
拉斯哥已经成为世界上最大的城市之一，以仅次于伦敦的“大

英帝国第二大城市"为人所知。此时格拉斯哥拥有 40 万人口，皇家医院是这里唯一的大型医院，难以满足日益增长的医疗需求。

像伦敦和爱丁堡一样，这里罪恶横行、疾病泛滥。而且，这时的格拉斯哥比许多其他的英国城市更糟糕。恩格斯在游览这座城市时做了这样的观察[*]："我曾在英格兰和海外看到过人类最严重的贫穷，但是在看到格拉斯哥像迷阵一样的小巷以前，我不相信在一个文明国家里竟能有这么多的罪恶、贫穷和疾病……没有哪个对待动物尚有一丝人性的人会愿意把自己的马放在里面。"[25]

格拉斯哥此时正在扩大重工业规模，特别是船只制造、工程、蒸汽机车制造、金属加工和石油炼制，其后果便是格拉斯哥的医院经常收治重伤患者。比如 35 岁的威廉·达夫，在基思坊（Keith Place）的新石油工厂工作，他在检修孔的上方点燃一根蜡烛时，严重灼伤了脸部和上半身。[26] 18 岁的约瑟夫·尼尔，在一家当地兵工厂里工作，他误以为一个锡壶盛有茶水，就把它放到了火上；等他意识到锡壶里装的实际上是两磅火药时，已经太晚了。[27] 此外，医院经常接到颅骨骨折、手被切断和严重跌伤的患者。

鉴于 19 世纪中叶各大城市的工伤事故剧增、疫病接连爆

---

[*]　此处并非恩格斯的原话，而是他在《英国工人阶级状况》中引用的詹·库·昔蒙兹（Jelinger Cookson Symons）在《国内外的手工业和手工业者》（*Arts and Artisans, at Home and Abroad*）中的话。

发，不难理解为什么大卫·史密斯认为皇家医院主要应该为病人负责，而不是为医学生及教授负责。不过，尽管史密斯认为像李斯特这样把病房当成教学环境的人纯属碍事，不是人人都这样想。几十年前，别处的许多城市医院已经认识到了与大学结盟的好处，即可以为医院吸引最优秀、最聪明的执业医生。

在 1860 年，英国大型医院大多数的医生职位都具有自愿性质。尽管在医院任职可以赢得声誉，但是医院并不向内科医生和外科医生支付薪水。外科医生的大部分收入主要有两个来源：私人执业的收费和学生交的学费。而且，随着巴黎等地的医院临床教学日益完善，英国的医学生也开始期望本土教育能达到同样的严谨程度。医院的管理层明白，如果允许医生在病房教学，他们能够吸引一些更知名的内科医生和外科医生——否则这些人没有动力为一个不支付薪水的机构投入他们的时间和专业知识。显然，在李斯特申请外科医生职位时，格拉斯哥皇家医院并不持同样的观点。鉴于皇家医院离格拉斯哥大学很近，二者之间本可以迅速建立互惠联盟，皇家医院的态度更显得荒谬。

几个月过去了，李斯特仍然没有得到医院的正式任命。学生们为此感到沮丧，因为这意味着他们不能从李斯特在病房里进行的临床课程中获益。学生们被李斯特的课程深深吸引了，甚至让李斯特在他们的医学社团里担任名誉主席。在冬季学期的课程结束时，全班同学进一步表达了对这位已经备受推崇的教师的敬爱。他们共同签署了一份宣言，表示他们希望皇家医院很快就会聘用李斯特："请允许我们为了蒸蒸日上的医疗行业及机构本身表达我们的希望，即您递交给皇家医院的外科医生职位申请能够成功，只有成功配得上您的能力和地位。"[28] 在文件上签名的学生有 161 人。

　　实际上，直到李斯特在大学执教近两年之后，他才被任命为格拉斯哥皇家医院的医生。[29] 即使在申请被通过后，医院的一部分管理人员仍然持反对意见，李斯特思想进步的声誉日益增长，他们很是担忧。尽管如此，李斯特战胜了对手，起码目前如此。

　　1861 年，李斯特第一次走进皇家医院的病房时，这里刚刚新建了一座外科侧楼。原先，皇家医院拥有 136 张病床，但有了这个侧楼之后，医院总共可以容纳 572 张病床；这一数字是爱丁堡皇家医院的 2 倍，是李斯特曾经受训的伦敦大学学院医院的 4 倍。[30] 每位外科医生都负责一间女病房和两间男病房，后者又分为急性病病房和慢性病病房。尽管新的外科侧楼刚建好没几个月，李斯特很快就发现，这里是他工作过的最不卫生的地方之一。[31] 他的一位同事也注意到："崭新的建筑未能免于伤口感染等流行疾病的入侵。"[32]

　　在病房里，继发性出血、败血症、脓血症、医院坏疽、破伤风和丹毒等再常见不过的敌人从不缺席。伤口的感染性化脓过于普遍，乃至成了常态。李斯特负责的急性病男病房位于一楼，与墓地（挤满了上一次霍乱大流行留下的腐烂尸体）相邻，中间只隔了一层薄薄的墙壁。他抱怨"大量棺材的最上层"离地面不过几英寸，还说"令所有相关人士失望的是，这座堂皇的建筑实际上极不健康。"[33] 在医院里，几乎没有关于洗手和清洗手术器械的规定。正如李斯特手下的住院外科医生所说："当几乎所有的伤口都化脓时，把彻底清洁双手和器械抛在脑后似乎是自然而然的事，直到包扎和伤口检查已经完成。"[34] 所有的东西都覆盖着一层薄薄的污垢。

像 19 世纪 60 年代大多数医院的情况一样，皇家医院的病人主要是负担不起私人治疗的穷人。有些病人没有受过教育，不识字。许多医生把他们当成劣等公民，临床抽离经常到非人性的程度。李斯特却秉持贵格会的传统，对他病房里的病人表现出了超乎一般的同情心。当提到具体的病人时，他拒绝使用"病例"一词，而是选择用"这个不幸的男人"或"这个善良的女人"来称呼他们。[35] 不过，他建议学生们多用"术语"，这样才不会"说出或表露出任何可能让病人焦虑或惊慌的信息"[36]——如今，这种做法无疑会被认为有违伦理，但李斯特是纯粹出于同情心提出的这一点。他的一名学生后来回忆起李斯特训诫器械管理员的事情，该管理员端着一个托盘进了手术室，托盘上摆满了手术刀，没有任何遮盖。这位经验丰富的外科医生迅速地往托盘上盖了一条毛巾，用和缓而悲哀的语气说："你怎么能如此残酷地无视这位可怜的女人的感受？她要经历的苦难还不够多吗？何必让她看到赤裸裸的钢制器械，增加她的痛苦呢？"[37]

　　李斯特知道，在医院接受治疗是一种可怕的经历，因此他有一条自己的重要原则："每位患者，包括社会最底层的人，都应得到同样的护理和治疗，如同他就是威尔士亲王本人一样。"[38] 为了安慰那些住进他负责的病房的孩子们，他做了远远超出自己职责范围的努力。李斯特手下的住院外科医生道格拉斯·格思里晚年曾讲过一个感人的故事，故事的主角是一个因膝盖脓肿入院的小女孩。[39] 在李斯特为她处理并包扎了伤口之后，这个小女孩把她的布娃娃递给了这位外科医生。他温柔地接过她手中的玩具，发现这个布娃娃少了一条腿。随后小女孩在枕头底下摸索了一阵，然后——让李斯特忍俊不禁地——摸出了布娃娃的断腿。他查看了一下这位新"病人"，表情沉重地摇了摇头。李斯特问格思里要了一根针和一点儿棉花，小心翼翼地把断腿缝回到布娃娃身上，然后带着一种不动声色的喜悦把它还给了小女孩。格思里说小女孩"棕色的大眼睛传达了无尽的感激，但两人都没有说话"。外科医生和小女孩完全了解对方的心意。

　　当治疗带来的疼痛不可避免，病人又不够了解他们正在接受的治疗程序时，外科医生就难以赢得病人的信任。李斯特当然也遇到过很多难缠的病人，但他从来没被难倒过。有一次，一位名为"伊丽莎白·M'K"的 40 岁磨坊工人因手部受伤，在格拉斯哥皇家医院治疗。李斯特给她做了手术，并在接下来的几周里试着将她的手指往后扳，以恢复肌肉和肌腱的柔韧性。不幸的是，这名妇女误以为李斯特想要掰断她的手指，惊恐地逃离了医院。5 个月后，这名妇女再次入院，由于这段时间内她一直把手夹在夹板中，这只手几乎瘫痪了。李斯特表现出了无限的耐心，重新为她治疗，最终帮助患者恢复了部分运动能力。

对于危重病人，李斯特会在手术后亲自送他们回病房，并坚决要求在把病人从担架转移到床上的过程中帮一把手。为了提高病人的舒适度，他准备了各种小靠垫和热水瓶，还会提醒护理人员用法兰绒包裹热水瓶，以免被麻醉的病人在康复过程中不小心被烫伤。他甚至还会帮刚做完手术的病人穿衣服。李斯特手下的一名住院外科医生描述了他给病人"换床单时，仔细得像女性一般，把它们整理得平平整整"。[40] 对于醒着的病人，他会先问"您现在感到舒适吗？"，然后才继续整理下一张床。

即使在私人执业中，他也表现出了敏锐的同理心，甚至会考虑到病人的经济状况。因此，李斯特反对向他治疗的病人开账单，他教育学生们说，他们不应该"像商人售卖商品一样出售［他们的］服务"。李斯特认为外科医生所获得的最大的回报就是得知他为病人做了一件好事，这反映了他的贵格会理想。他问学生们："我们难道能为我们抽出的血液或我们造成的痛苦而收费吗？"[41]

当李斯特不是在医院全神贯注地工作的时候，他就是在家庭实验室里继续做实验，继而发表了多项关于凝血和炎症的新发现。在这段时间里，他发现了血液在硫化的天然橡胶管中能

保持部分流动性，但在普通的杯子中就会迅速凝结。他的结论
是，血液凝结是由于"受到了普通物质的影响；与普通物质的
短暂接触改变了血液，引发了血液中的固体成分与液体成分之
间的反应，血球使血浆凝结起来"。[42] 他还在显微镜下观察了
化脓的组织，包括一只兔子的眼球、一匹马驹的颈静脉和他从
自己病人身上取下的各种组织。

也是在这段时间里，李斯特设计了几种手术器械并申请了
专利，展现了他在手术方法和伤口处理方面的创新才能。[43] 这
些器械包括一种伤口缝合针，一种用于取出耳道内异物的小
钩子，以及一种用于按压腹主动脉的止血带。他的发明中最
广为人知的是鼻窦钳（sinus forcep）。鼻窦钳有着像剪刀一样
的环形手柄，6 英寸长的纤细钳嘴可以从最小的孔中取出柔软
的毛。

这些工具虽然好用，但是并不能降低医院的死亡率。当病
房内爆发交叉感染时，死去的病人数量依然惊人。1863 年 8
月，李斯特给一位名叫尼尔·坎贝尔的 20 岁工人做了手腕
手术。[44] 他已经摸索出一种无须截去整只手，单从手腕处移除
病变骨头的方法。几个月后，这个年轻人又回到了医院，因为
他手腕的骨溃疡复发了。李斯特又做了一场手术，这次移除了
更多受到感染的骨头。尽管手术很成功，但坎贝尔没能顺利康
复。没过多久，他就因脓血症去世了。李斯特对病人的败血性
病症既无力预防，也无法控制，因而越来越感到沮丧。他在
病历中分类记录了困扰他的问题："晚上 11 点，疑问。有毒

物质如何从伤口进入静脉？是被割开的静脉开口中的凝块化脓了，还是有毒物质被细小静脉吸收并带入静脉主干？"[45]

———

在工作上，约瑟夫·李斯特尽职尽责，而在个人生活中，他却十分苦恼。1864 年 3 月一个阴郁的日子里，艾格尼丝踏上了前往厄普顿的旅程，去探望公公婆婆。李斯特的母亲伊莎贝拉又一次病得很重。她患的是她的儿子在医院及私人执业中所面对的诸多种皮肤病之一——丹毒。尽管两个女儿就住在附近，但她们都已成家，不能细致入微地照顾她。在儿子这边，虽然李斯特在婚后写给父亲的一封信里暗示艾格尼丝可能怀孕了，但是他们一直没有孩子，以后也不会有。照顾母亲的任务落在了这对没有孩子的夫妇身上。

同年 6 月，爱丁堡大学空出了一个教授职位，因为原来的教授去世了。虽然李斯特已经赢得了学生的尊敬与忠诚，他和医院董事的关系仍然紧张。此外，由于日程安排过于忙碌，他几乎没有时间进行自己的研究。除了每天要到皇家医院查房以外，他每天都有一节课——而李斯特备课细致入微，上一节课对他来说一点也不轻松。还有离开赛姆的遗憾：李斯特怀念与这位和自己志趣相投的有识之士一起工作的时光，赛姆从不会满足于现状，这与格拉斯哥的同事们截然不同。李斯特还认为，爱丁堡的这个职位将是他重返伦敦的跳板。正如他的外甥后来写道："李斯特一直认为自己只是暂时停留在苏格兰的一只候鸟……他认为，如果考虑到以后要往南方迁徙，爱丁堡是比格拉斯哥更好的出发点。"[46]

李斯特又一次迎来了苦涩的失望。直到听说李斯特被拒绝、他的竞争对手詹姆斯·斯彭斯获得职位的消息后，赛姆才想通李斯特应该留在格拉斯哥，那样对他要更好一些。这位岳父相信，李斯特虽未争得爱丁堡的职位，但这次参选仍会提升他在外科学界的声誉。

事业上的失败阴云还未散去，李斯特很快又得知母亲的病情迅速恶化了。情况危急，他收拾行装回到了厄普顿，来到母亲的身边。1864 年 9 月 3 日，伊莎贝拉败给了丹毒——在李斯特自己的病房里，同一种疾病仍阴魂不散。

为了填补妻子死后留下的空白，约瑟夫·杰克逊开始越来越频繁地与孩子们交流。倍感凄凉的约瑟夫·杰克逊在给儿子的信中写道："想到汝每个星期都会给我写信，及收到汝之信件之时，都令汝可怜的父亲感到宽慰。"[47]李斯特保证每个星期都会给父亲写信——并且忠实地履行了这一诺言。[48]在频繁的通信中，约瑟夫·杰克逊有一次提醒儿子他的年龄已经不小了。李斯特关于此也有一些思考："同汝所言，我今已到中年……想到我的年龄已是一位七旬老人的一半，感觉很不真实！但是我想，剩下的一半，若真在这世上度过，怕是要比已经过去的一半快得多。但如果我们最终能达成正确的目标，过得再快也没有关系。"[49]

正是在这段时间里，李斯特开始尝试改善皇家医院的卫生状况，希望能够尽量减少医院内的交叉感染。在这一时期，医院的"清洁"通常只意味着打扫地板和开窗通风，皇家医院也不例外。但李斯特想，如果他把病房打扫得更干净，病人可能就不会一个接一个地死掉。

因此，他开始认同19世纪60年代被称为"清洁与冷水"的思想流派，该流派认为有毒空气造成感染的过程类似于银垢的产生。倡导这种思想的人知道，把银制勺子浸入冷水中能够减缓硫化银的形成。同理可以推导出，外科医生可以使用煮沸后自然冷却的水冲洗手术器械及伤口来预防术后感染。他们强调使用冷水，是为了抵消他们所认为的炎症与发烧的诱因——热量——的作用。

李斯特对清洁的关注，也与他相信医院内交叉感染源于病房内的有毒气体有关。不过，当时已有人开始质疑这一理论。1795年至1860年，共有三位医生提出这样一种想法：产褥热——与脓毒病一样，伴有局部与全身炎症——并非由瘴气引起，而是通过致病物质从医生传播到病人身上的。[50]三位医生都认为，如果医院能够遵循严格的清洁规定，就能预防这种疾病。

最早发现这一现象的医生是苏格兰人亚历山大·戈登。

1789 年 12 月，亚伯丁开始了持续近 3 年的产褥热大爆发，当时戈登正在亚伯丁工作。在 3 年的时间里，戈登共治疗了 77 名患产褥热的妇女，其中有 25 名死亡。[51] 在 1795 年发表的报告中，他提出，"我们所关注的传染性产褥热，其病因并非空气中的有毒成分"（即瘴气），而在于医务人员本身，是医务人员在照顾患者之后，将产褥热传播给了未患病的人。[52] 戈登坚信，产褥热的原因与空气中的物质无关，而在于医务人员自身。他声称，自己可以"预知哪些妇女将感染这种疾病，只要知道是哪位助产士负责她们的分娩，又是哪位护士负责她们的产后护理"。他的预测几乎每次都是正确的。戈登以此为据，建议在患者死后烧毁其衣物、床单，照顾过这些患者的护士和助产士"应认真沐浴，对衣物进行充分熏蒸消毒，然后再穿"。

发现这种联系的第二位医生是美国散文家和内科医生奥利弗·温德尔·霍姆斯（Oliver Wendell Holmes），他后来成为哈佛大学的解剖学教授。[53] 1843 年，他出版了一本名为《产褥热的传染性》（*The Contagiousness of Puerperal Fever*）的小册子。霍姆斯的工作主要基于戈登的观点——这位苏格兰人的思想能在发表 50 年后再度被人们注意，是霍姆斯为之奠定的基础。可惜霍姆斯也没能给同时代的人留下深刻印象，其观点还在 19 世纪 50 年代受到两位著名妇产科医生的攻击。这两人认为，被指为自己一直在对抗的疾病的携带者简直有辱人格。

最后一位就是匈牙利人伊格纳兹·塞麦尔维斯。[54] 霍姆斯在美国写小册子的时候，塞麦尔维斯在维也纳解决了如何预防产褥热的问题。当时，塞麦尔维斯是维也纳综合医院的助理内科医生。他留意到了该医院两个产科病房之间的差异：一个病房由医学生负责，另一个则由助产士及其学徒负责；尽管两个病房为产妇提供的设施一模一样，由医学生负责的病房的死亡率却是另一个病房的 3 倍。注意到这一不平衡现象的医学界人士认为这是因为医学生都是男性，他们对产妇的照顾不及女助产士细致，这便损害了产妇的元气，使她们更容易感染产褥热。塞麦尔维斯不相信这种说法。

1847 年，他的一个同事在尸体剖检中割伤了手，然后去世了。塞麦尔维斯惊讶地发现，夺去这位同事性命的疾病在本质上与产褥热相同。如果医生刚去过剖室，然后又携带着"尸体上的小颗粒"来到了产科病房帮人接生，会发生什么呢？或许这正是产褥热感染率飙升的原因？不论如何，塞麦尔维斯观察到，许多年轻的医学生都是直接从解剖室去医院里照顾孕妇的。

塞麦尔维斯相信，引起产褥热的不是瘴气，而是尸体上的"传染性物质"，因此，他在医院里放了一盆氯化水。从解剖室来到病房的人必须先在水盆中洗手，才能接触病人。医学生负责的病房的死亡率大大降低了。1847 年 4 月，该病房的死亡率为 18.3%；次月，洗手的规则开始被执行；6 月，死亡率下降到了 2.2%，7 月和 8 月则分别为 1.2% 和 1.9%。[55]

塞麦尔维斯因此挽救了许多生命；但是，他没能说服其他内科医生相信产褥热与接触尸体带来的污染有关。就连愿意尝试他的方法的人也经常由于做得不到位而无法取得令人满意的效果。塞麦尔维斯写了一本关于该主题的书，却收到了一些负面评价。他痛骂了那些批评他的人，此后，他的举止开始变得怪异，常常令他的同事感到尴尬。他最终被关到了精神病院里，在那里度过了余生，每日痛骂产褥热和那些不肯洗手的医生。

事实上，塞麦尔维斯的方法和理论对医学界的影响很小。[56] 当李斯特访问布达佩斯的一家诊所——被批评声包围的塞麦尔维斯不久前还在那里工作——时，没有人提过他的名字。[57] 李斯特后来回忆："没有人向我提过塞麦尔维斯的名字，就好像整个世界和他的故乡都完全忘记了他的存在。"

尽管李斯特竭尽所能，尝试了各种方法，但没有一种能够降低死亡率，甚至在他自己负责的病房，卫生状况的改善也不起作用。病人不断地死去，他对此似乎无能为力。在某个星期里，李斯特有 5 名病人死于脓血症，同一间病房里的其他病人则感染了医院坏疽，卧床不起。[58] 李斯特手下的住院外科医生后来说，当时有一种近乎宗教性的不满足占据了李斯特的头脑。[59] 他说，他的头脑"不停歇地工作着，奋力想要看清这个亟待解决的问题的本质"。李斯特也将不满带到了课堂上，他把这个困扰他已久的问题抛给了学生："众所周知，如果病人受伤但皮肤未破，他一定会康复，并不会患严重疾病。相反，如果皮肤破损，那么哪怕是最小不过的伤口，也经常会导致最坏的情况。这是为什么呢？谁要是能够解释这个问题，将会千古留名。"[60]

到了 1864 年底[61]，李斯特依然在努力尝试降低他在皇家医院的病人的死亡率，他的同事、化学教授托马斯·安德森（Thomas Anderson）让他注意到了一样东西，将会帮助他解开这个困扰他多年的医学谜题。这便是法国微生物学家和化学家路易·巴斯德所做的有关发酵和腐败过程的最新研究。

第 8 章　他们都死了

对于人类而言，没有哪门科学能像关于他的生命的科学一样重要。他日常生活中的偶发事件需要用知识解释，而没有哪一种知识能与关于他一举一动背后的过程的知识相比。[1]

——乔治·亨利·刘易斯

在伦敦盖伊医院里，一名外科医生正在询问某个病人的状况，他的助手告诉他，该男子已经死了。[2]对这类消息习以为常的医生无奈地答道："哦，好吧！"他又继续询问另一间病房另一位病人的情况。又一次，助手回答道："死了，先生。"外科医生沉默了片刻，然后沮丧地喊道："什么，都死了岂不更好？"对于这个问题，助手答道："没错，先生，他们都死了。"

这样的场景正在全英国上演。19 世纪 60 年代，住院病人的死亡率上升到了空前绝后的水平。清洁病房对医院内交叉感染的发生率几乎没有影响。此外，就在这几年里，医学界内部在关于流行疾病的理论上分歧越来越大。

特别是对霍乱的解释，已经越来越难套用瘴气范式了。近几十年来已经发生过 3 次霍乱大流行，仅在英格兰和威士就有近 10 万人因霍乱丧命。[3] 疫情肆虐于整个欧洲，随之而来的是不容忽视的医疗、政治和人道主义危机。尽管反传染主义者强调疫情通常发生在肮脏的城市地区，但他们无法解释为什么霍乱随着人类的交流从印度次大陆蔓延到了欧洲，也无法解释为什么有几次疫情发生在几乎没有臭气的冬季。[4]

早在 19 世纪 40 年代末，布里斯托的一位内科医生，威廉·巴德就主张这种疾病是通过被污染的水传播的，污水携带着"独特物种的活生物体，它们随着污水被人们吞下，并在肠道内自我繁殖"[5]。巴德在《英国医学杂志》上发表了一篇文章，里面写道，"没有任何证据表明……导致某些传染性疾病的有毒物质是自然发生的"，或者是通过瘴气在空气中传播的。[6] 在后来的霍乱爆发中，巴德把使用消毒剂消毒作为重点，建议："患者的所有排出物，如有可能，应装入盛有氯化锌溶液的容器中。"[7]

巴德并不是唯一一个质疑霍乱的自然发生与空气传播学说的人。1854 年，伦敦苏豪区爆发了严重的霍乱，住在附近的外科医生约翰·斯诺（John Snow）对此展开了调查。斯诺在地图上标出了出现病例的地点，发现大多数感染者都从位于布罗德街（今布罗德威克街）与剑桥街（今莱星顿街）交叉路口西南角的水泵取水。就连貌似与该水泵无关的病例也在仔细考察后显露出与水泵的关联。例如，一名 59 岁的妇女住在离水泵很远的地方，但斯诺通过询问她的儿子得知，这名妇女经常去布罗德街，因为她认为该水泵的水味道更好。她喝了那里的水之后，没过两天就死了。

和巴德一样，斯诺总结道，霍乱是通过受污染的水源传播的，而不是通过空气中的有毒气体或瘴气传播的。为了支持自己的理论，他发布了此次疫情的地图。尽管当地政府持强烈的怀疑态度，斯诺最终说服他们卸下了布罗德街水泵的手柄。在那之后，疫情很快就平息了下来。

此类事件使得医学界开始质疑疾病从肮脏之中自然发生、通过有毒气体或瘴气在空气中传播的主流观点。这种怀疑在 1858 年得到了进一步印证。伦敦市内，一股强烈的、挥之不去的恶臭弥漫开来，侵入泰晤士河边一英里内的每一个角落。酷暑的炎热让恶臭更加浓烈。人们竭尽全力避免与河水接触。"大恶臭"（The Great Stink）的源头是沿河岸堆积的人类排泄物——随着伦敦人口的膨胀，这一问题日益严重。科学家迈克尔·法拉第——以其在电磁学方面的成就著称——观察到，"渣滓形成的尘雾之稠密，在河面都能看见"[8]。一天下午，他在乘船沿河而下时注意到河水是一种

"淡棕色的浑浊液体"。恶臭十分浓烈，以至于议会的议员们不得不用厚布遮挡窗户，才能继续工作。据《泰晤士报》报道，政府官员"决心深入调查此事，勇敢地走进图书馆"，然而，由于整座建筑物恶臭弥漫，他们"被迫立即撤离，每个人都用手帕掩着鼻子"。[9]

伦敦人认为，又脏又臭的河水产生的"有毒的臭气"（即瘴气）将导致城市爆发疫病。甚至有谣言称，已有一名船夫因吸入有害蒸汽而死亡。数以千计的人因惧怕死亡而逃离了伦敦。为伦敦新建排污管道系统的资金筹集多年未果；卫生改革者们认为，如果议会这一次因为议员大量死亡而不得不采取措施，那真叫讽刺。然而，让大家感到奇怪的是，这年夏天并没有疫病爆发。

由于这一系列现象，在 19 世纪 50 年代和 60 年代，人们逐渐抛弃了瘴气理论，将目光转向传染理论。不过，仍有许多医生不相信传染理论。斯诺的调查仍然没有为霍乱的传播提出一种合理的机制。他的结论是霍乱与被污染的饮用水相关，但未明确说明是水中的何种物质传播了疾病。它是某种微动物（animalcule），还是某种有毒的化学物质？如果是后者，难道它不会被像泰晤士河这样庞大的水体无限稀释吗？此外，斯诺自己也承认传染学说并不能完美地解释所有疾病，并对丹毒等腐败性疾病自然发生的可能性持开放态度。

人们越来越需要一个能够更好地解释传染病和流行病的学说。

李斯特对医院感染的问题百思不得其解，一度怀疑自己在有生之年是否能找出良策。然而，从安德森教授那里了解到巴斯德关于发酵的最新研究之后，李斯特恢复了些许乐观。他立即找来了巴斯德关于有机物质分解的论文，在家中的实验室里重复了巴斯德的实验，艾格尼丝则在旁协助。这是李斯特触碰到答案。

李斯特正在熟悉的这项研究始于 9 年前，一名当地酒商——比戈先生——向巴斯德咨询了一个问题。比戈先生一直使用甜菜根汁酿酒，这一年，他发现一大批酿造桶里的酒在发酵过程中变酸了。巴斯德时任法国里尔大学理学院院长。早在数年前，巴斯德就因证明了晶体的形状、分子结构和旋光性彼此相关，以一位优秀化学家的身份名声大噪。他很快形成了一个观点，即只有有生命的物质才能产生旋光性不对称的化合物，并由此认为，进一步研究分子的不对称性能够揭开生命起源的奥秘。

可是比戈为什么会向一位化学家求助呢？当时的人们认为发酵是一个化学过程，而不是生物学过程。虽然不少化学家已经意识到酵母在糖转变成酒精的过程中起着催化作用，但大多数人都把酵母视为一种复杂的化学物质。比戈的儿子埃米尔是巴斯德的学生，当时正在里尔大学就读。比戈先生从儿子那里听说了巴斯德的研究，于是很自然地向这位化学家求助。

其实，巴斯德本人也打算研究酿造桶中的酒变质的原因。他对戊醇的性质感兴趣已经有一段时间了。他发现，戊醇是一种"复杂的存在，由两种同分异构体组成，其中一种……在旋光仪下能够使光的偏振面发生旋转；另一种则是惰性的，没有旋光性"[10]。此外，前一种同分异构体所具备的不对称性，正是巴斯德认为只能由有生命的物质产生的。甜菜根汁同时包含惰性的戊醇和活性的戊醇，巴斯德抓住了这个独一无二的机会，在不同条件下研究这对同分异构体。

巴斯德开始每天造访酿酒厂，酒窖逐渐变成了他的临时实验室。[11]和比戈一样，巴斯德也注意到，部分批次的酒气味良好，但也有一些批次的酒散发出了腐败的气味，后者表面上还覆盖着一层薄薄的浮渣。巴斯德对此感到困惑，便从每一个酿造桶中都取了样本，放在显微镜下观察。他惊讶地发现，不同样本中的酵母有着不同的形状。在没有变质的酒中，酵母呈圆形。在腐败的酒中，酵母呈细长形，同时还被一些更小的、杆状的结构体——也就是细菌——围绕着。[12]对变质样本的生化分析表明，在错误的条件下，氢与甜菜根汁中的硝酸盐结合，产生了乳酸。正是乳酸散发出了腐臭的气味，并且让酒的口味变酸。

关键是，此前的一些科学家认为具有旋光性的戊醇是由糖转化而来的，但巴斯德证明了它们实际上来源于酵母。他用旋光仪测量了戊醇溶液，证明了戊醇与糖差异很大，不可能是糖——一种非生物——给予了戊醇这样的不对称性。由于巴斯德相信只有生物才能制造不对称性，他推出了一个必然的结论，即发酵是一个生物过程，而且帮助酿酒的酵母是一种有生命的有机体。

反对巴斯德的人指出，在糖类发酵产生乳酸或丁酸的过程中，酵母是不必要的；在腐败的肉类里也未发现酵母的存在。然而，使酿造桶里的酒腐败变质的不是酵母，而是细菌（那些杆状的微生物）。沿着这一脉络，巴斯德还证明了牛奶和黄油的酸败也是如此，尽管参与酸败的细菌各不相同。他发现，在显微镜下观察到的微生物似乎各具特征。

巴斯德得出的是一个大胆的结论——称酵母因其是一种有生命的有机体而使甜菜根汁发酵，与 19 世纪中叶主流化学的基本原则背道而驰。虽然旧范式的捍卫者愿意承认物质发酵过程中有微生物的出现，但他们认为这必须基于一个前提，即微生物是作为发酵过程的一部分自然产生的。尽管如此，巴斯德还是相信这些微生物是附着在尘埃颗粒上在空气里传播，并且是从自身繁殖而来，并非从无到有地产生的。

巴斯德用一系列实验证明了自己的假设。首先，他将可发酵的物质煮沸，消除可能存在的微生物。然后，他将这些物质分别放入两种类型的烧瓶。第一种是顶部开口的普通烧瓶。第二种有一个 S 形的瓶颈，能够防止灰尘和其他颗粒进入烧瓶。这种烧瓶也是开口的，直接接触空气。过了一段时间后，第一种烧瓶里充满了微生物，而第二种烧瓶里的物质则未受污染。巴斯德由此推断，微生物不是自然发生的，否则具有 S 形瓶颈的烧瓶也会被污染。他的实验确立了现代生物学的一大基石：生命体只能由生命体产生。有一次，巴斯德在索邦发表演讲时说："自然发生学说永远不会从这个简单实验所造成的致命打击中恢复过来。"[13] 不久之后，"细菌"（germ）一词就被用于描述这些微小而繁多的微生物。

一夜之间，拥护"无限小的世界"[14] 的巴斯德从一个广受科学界尊重的正经化学家变成了一个离经叛道者。他的研究对人们长期以来公认的世界运作方式造成了威胁，因而立刻遭到了批判。科学期刊《新闻》猛烈地批评道："恐怕您引用的实验，巴斯德先生，将站出来反对您……您想要带我们走进的世界实在过于异想天开了。"[15]

巴斯德没有退缩，而是开始寻找发酵和腐败过程之间的联系。"我的观点的应用非常广泛，"他于 1863 年写道，"我已经准备好揭开腐败性疾病的大秘密，这一问题在我的头脑中挥之不去。"[16] 巴斯德如此执着于传染病是有原因的：在 1859 年和 1865 年之间，他有三个女儿死于伤寒。

巴斯德认为，腐败过程与发酵过程一样，是由微生物的生长引起的，这些微小的生物依附在灰尘上，漂浮在空气中。他写道："生命指引着死亡的每一步行动。"[17] 只是有一个问题，巴斯德不是医生。他对这一问题的研究越是深入，对此就越感到遗憾。"我多么希望自己……具备必需的专业知识，能全心全意地投入到某一种传染病的实验研究中去。"[18] 幸运的是，巴斯德的工作已经引起了少数医学界人士的关注，例如维多利亚女王的外科医生托马斯·斯宾塞·威尔斯爵士（Sir Thomas Spencer Wells）。

1863 年，威尔斯在给英国医学协会的致辞中提及了巴斯德关于发酵和腐败的最新成果——一年后，李斯特才注意到巴斯德的研究。威尔斯在致辞中称，巴斯德对有机物质腐败的研究揭示了腐败性感染的成因。他大胆断言："运用巴斯德带给我们的关于空气里的有机细菌的知识……很容易理解，伤口分泌物，或脓液，为某些细菌提供了最适宜的营养，然后这些细菌让伤口分泌物变成了毒药，被身体吸收。"[19] 不幸的是，威尔斯没能像他希望的那样造成足够大的影响。[20] 他的同僚们并不相信细菌的存在。而且，威尔斯也和其他读过巴斯德著作的人一样，未曾真正尝试将微生物致腐理论付诸实践。

李斯特在此时接过了接力棒。一开始，他把注意力放在了巴斯德的研究中证实了他固有观点的那一部分——病人周围的空气里的确潜伏着危险。和威尔斯一样，李斯特从巴斯德的研究中得出了医院感染的根源不是空气本身而是空气中的微生物的观点。在最开始的日子里，他可能认为污染空气和感染伤口的是单一种类的生命体。李斯特还无法想象通过空气传播的细菌种类之多、毒性差异之大，也不了解细菌可以通过多种方式和多种媒介传播。

李斯特做出了一个重要的判断：他不可能阻止伤口与空气中的细菌接触。于是，他开始寻找一种能够在感染发生之前消灭伤口内微生物的方法。巴斯德做了大量实验，证明细菌可以通过三种方式被破坏：加热、过滤或使用消毒剂。前两种方法都不适合用在伤口上，被李斯特排除了。这样一来，他就把注意力放在了寻找最有效的消毒剂上，这种消毒剂须能够杀死细菌，但不会造成进一步伤害："在我阅读巴斯德的文章时，我对自己说：就像我们可以用一种毒药杀死小孩子脑袋上的虱子、却不会伤害头皮一样，我相信我们也能找到一种物质，把它涂在患者的伤口上便可以消灭细菌，但不会损害柔软的组织。" [21]

外科医生早就开始使用消毒剂冲洗伤口了。问题在于，医学界尚未就脓毒病的病因达成共识，并且通常只有在感染发生之后，才会使用这些消毒剂来控制化脓。在这一时期，《柳叶刀》报道称："对于过去的执业者来说，他们工作的很大一部分是预防炎症和……治疗炎症。但现在我们不那么害怕炎症了。血液中毒之于现在的外科医生，就像炎症之于他们的前辈，是极大的恐惧之源，并且是更严重、更真实的恶。" [22] 尽管血液中毒的确比炎症更加危险，但很可惜，该医学期刊犯了一个根本性错误——炎症伴随着化脓，而化脓常常是血液中毒和败血症的症状；炎症本身不是疾病，它通常暗示着某些更加险恶的状况。 [23] 在认识到这些之前，外科医生无从理解应该在感染发生之前使用消毒剂的道理，尤其是医学界还有很多人认为炎症和化脓是愈合过程不可或缺的一部分。在正常的伤口愈合过程中，好的、干净且少量的脓是必要的；但是如果脓太多或被污染了，就成了能够引发腐败的危险介质。

让事情更加复杂的是，许多消毒剂不仅无效，还会对组织造成进一步损害，从而使伤口更容易被感染。被用于处理伤口感染的所有物质——从红酒到奎宁，再到碘和松节油——都不能在腐败性化脓发生后彻底而有效地治愈它。像硝酸这样的腐蚀性物质本可以对抗腐败性感染，却常常被过度稀释，以致不能产生任何效果。

既然已经明白医院感染是由微生物引起的，在 1865 年的头几个月里，李斯特测试了多种消毒溶液，想要找出消灭微生物效果最好的一种。这些溶液多有效果不佳的记录，可能是因为以往只有在炎症和化脓发生后才会使用它们。李斯特想测试的是预先使用它们的效果。他测试的第一种溶液是当时最有名的物质之一，叫作康迪液，即高锰酸钾溶液，也被早年间的摄影师用作显影剂。李斯特在一名刚接受了手术、尚未发生感染的病人身上试用了康迪液。据李斯特的助手阿奇博尔德·马洛赫（Archibald Malloch）描述，他"一手抓着肢体，另一手抓着拆掉了缝合线的皮瓣，好让李斯特先生将稀释的热康迪液一壶接一壶地浇在皮瓣上，来清洁皮瓣；最后用亚麻籽制成的药膏覆盖残端"[24]。尽管这种化合物具有强氧化性，可以起到杀菌的作用，但伤口后来还是化脓了。由于没能取得理想中的结果，李斯特最终放弃了这次试验。

后来有一天，李斯特想起曾读过一篇文章，卡莱尔市一家污水处理厂的工程师们用石炭酸来消除垃圾腐烂的气味，并让附近用污水灌溉的牧场变得没有臭味了。他们之所以这么做，是听从了曼彻斯特皇家学院化学荣誉教授弗雷德里克·克莱斯·卡尔弗特的建议，其在巴黎学习时得知了这种化合物的神奇特性。[25] 工程师们付出的努力带来了意想不到的好处——石炭酸还杀死了原生动物寄生虫，此前，这些寄生虫曾使牧场上吃草的牛感染牛瘟。李斯特写道，他对"石炭酸对城镇污水产生的显著影响感到震惊"。[26] 这会是他一直在寻找的消毒剂吗？

石炭酸，也就是苯酚，是一种煤焦油衍生物。它于1834年被发现，其未加工形态——木馏油被用于铁路枕木和船舶木材的防腐。[27] 英国的外科学界尚不知道这种物质，但在欧洲其他地方，它偶尔会被用作防腐剂。多数时候，石炭酸没有特定的用途，有时被用作食品防腐剂，有时被用作杀虫剂，也有时被用作除臭剂。

李斯特从一向资源丰富的安德森教授那里取得了石炭酸样品，立即着手在显微镜下观察其特性。他很快就意识到，如果想要测试石炭酸在病人身上的疗效，他需要大量的石炭酸。安德森直接把李斯特引见给了曼彻斯特的卡尔弗特。卡尔弗特刚刚开始小规模生产石炭酸，产品为白色晶体，加热后会液化。长期以来，卡尔弗特一直在倡导在医疗中使用煤焦油，尤其是将其用于防止伤口腐败和保存解剖所用的尸体。他十分热心地为李斯特提供了石炭酸样品。

没过多久，李斯特就等到了在病人身上测试石炭酸的机会。1865年3月，他在皇家医院切除了一名病人手腕上的骨溃疡（即腐烂的骨头）。手术之后，他用石炭酸仔细地清洗了伤口，希望能使伤口免于污染。结果伤口还是感染了，李斯特大为沮丧，不得不承认试验失败了。几个星期后，另一个机会出现了。22 岁的尼尔·凯利（Neil Kelly）腿部受伤，被送到了皇家医院。李斯特又一次把卡尔弗特提供的石炭酸用在了伤处，但伤口还是很快就化脓了。但是，李斯特依然坚信石炭酸是有用的，他把失败的原因归咎到自己身上："尝试没有成功，至于原因，我目前认为是操作不当。"[28]

李斯特认为，如果想要继续在病人身上试验石炭酸，他需要设计一套更好的系统。他不能再无计划地尝试石炭酸，因为病例与病例之间的变量太多，无法帮助他理解石炭酸的真正效用。因此，他暂且排除了手术病例，因为需要控制的因素太多；单纯性骨折也被排除，因为这种伤害不涉及皮肤的破损，而李斯特推测，微生物无法在没有创口的情况下入侵。[29] 所以，他决定只在开放性骨折——断裂的骨头将皮肤划破的情况——的病例中试用石炭酸。这种类型的骨折伴随着很高的感染率，经常会导致截肢。[30] 在开放性骨折病例中试用石炭酸，在伦理上也站得住脚。如果抗菌剂没有起效，骨折的部位仍可截肢——反正病人大概率是需要接受截肢的。但是如果石炭酸起效了，病人的肢体就可以保全。

李斯特对这种方法持审慎而乐观的态度。他只需要等待一名开放性骨折的病人来到医院。

在格拉斯哥繁忙的街道上，四轮马车的格格隆隆声伴着第一缕朝阳响起，直到城市里的大多数居民上床睡觉后才停歇。重心过高的驿站马车危险地驶过崎岖不平的道路；挤满乘客的公共马车在拥挤的道路上喀嗒喀嗒地驶过；双马拉的出租马车以一种威严的步伐缓慢移动着；还有堆满货物的货运马车，左插右窜，疯狂地冲向市场。有时候，披着黑色布帘的殡仪车及一行服丧者会使街道不那么喧闹，转而带着敬意放慢速度。但大多数情况下，道路上熙来攘往，车水马龙。当时有人写道，像格拉斯哥这样过度拥挤的城市听上去"仿佛世上所有的马车、所有的车轮的噪声交织成了一声低沉嘶哑的呻吟"。[31] 对于初来乍到的人来说，这座城市每日的喧闹都是对眼睛和耳朵的难以忍受的攻击。

1865 年 8 月上旬一个潮湿的日子里，11 岁的詹姆斯·格林里斯（James Greenlees）走上了这般无秩序的街道。他曾无数次穿过这些街道，但是这一次他有点儿走神。他刚走到街上，就被一辆路过的货运马车撞倒在地，马车镶了金属边的轮子从他的左腿上碾过。驾车的人赶紧停车，惊慌失措地从车上跳了下来。看热闹的人纷纷跑到事故现场。格林里斯躺在地上哀嚎，眼泪从他的脸庞滚落。沉重的运货马车压断了他的胫骨。断骨刺透皮肤暴露在外，伤口血流不止。倘若还想保住这条腿，他必须马上去医院。

　　但格林里斯伤得很重，把他送到皇家医院并不容易。首先必须移开货运马车，然后小心翼翼地把他抬到临时担架上，抬着他步行穿过城市。等他抵达皇家医院时，已经是事故发生的3小时后了。等到被收入病房时，格林里斯已经大量失血，状况十分危急。

　　那天下午，李斯特是当值的外科医生之一。当男孩被送到医院时，他立即警惕起来。他冷静地检查了男孩的伤情。骨头断裂处并不平整；更令人担忧的是，格林里斯腿上的开放伤口在横穿城市的途中沾染了灰尘——不排除需要截肢的可能。李斯特知道，很多伤情远不如这个男孩严重的开放性骨折病人都没能活下来。如果换作他的岳父詹姆斯·赛姆，说不定会立即进行截肢手术。然而，李斯特有另外的考虑。格林里斯年纪还小，失去一条腿几乎一定会让他降级为二等公民，严重限制他将来的工作机会。如果不能走路，这个男孩今后如何谋生？

　　事实是残酷的：延迟截肢无疑会将格林里斯置于丧命的危险之中。如果在男孩感染了医院病之后再锯断他的腿，可能不足以阻止扩散迅速的脓毒病。与此同时，李斯特仍然相信石炭酸是能够阻止感染的，如果它奏效了，格林里斯的腿——以及他将来的生计——都能被拯救。李斯特一直在等待这个机会。他瞬间就下定了决心：用消毒剂碰一碰运气。

　　男孩此时已经疼得发狂了，李斯特麻利地给他用了氯仿。格林里斯腿上的开放性伤口已经在肮脏的空气中暴露了好几个小时，李斯特知道自己必须争分夺秒。他需要在已经进入伤口的微生物尚未开始繁殖之前清理好血淋淋的伤口。在住院外科医生麦卡菲的协助下，李斯特用石炭酸彻底清洗了伤口。接着，他在伤口上敷上油灰，这样石炭酸溶液就不会被血液或淋巴液冲掉。最后，他在敷料上盖了一个锡盖，防止石炭酸蒸发。

在接下来的三天里，李斯特仔细地照料着格林里斯，每隔几个小时就掀开锡盖，往伤口处倒一些石炭酸来冲洗伤口。格林里斯情绪良好，虽然刚刚受了这样的伤；此外，李斯特的笔记上写着他的食欲正常。最重要的是，李斯特每天检查伤口时，男孩腿上的敷料并未散发出恶臭。伤口正在干净地愈合。

第四天，李斯特除去了绷带。他在病历簿上记录，伤口周围的皮肤略微泛红，但是没有化脓。没有脓是一个好兆头，但是伤口发红的现象让李斯特感到不安。显然，石炭酸对男孩的皮肤产生了刺激，导致了炎症，而这正是李斯特竭力想要避免的。他该如何在不减弱石炭酸消毒作用的前提下，减弱这种副作用？

一开始，李斯特尝试用水稀释石炭酸，如此进行了五天。可惜这样做几乎无法减轻消毒剂的刺激性，于是李斯特又尝试用橄榄油来稀释石炭酸。这似乎对伤口有舒缓作用，同时没有折损石炭酸的消毒作用。没过多久，格林里斯的腿不再泛红，伤口逐渐愈合。新的溶液成功了。

在小腿被运货马车碾过的六星期零两天后，詹姆斯·格林里斯用两条完好无损的腿走出了皇家医院。

现在，李斯特相信石炭酸就是他一直在寻找的消毒剂。在之后的几个月里，李斯特在皇家医院用相似的方法治疗了若干名病人。其中包括一名 32 岁的工人，被马踢碎了右腿胫骨。还有一名 22 岁的工厂工人，被从头顶上方 4 英尺处铁索上滑脱的重达 1 350 磅的铁箱砸中，整根腿骨都被砸碎了。一个更令人心碎的病例是一个 10 岁的男孩，他在工厂里工作时，手臂被一台蒸汽动力的机器绞住了。根据李斯特的记录，这名男孩大声呼救，但喊了足足两分钟都没有人来帮他。在这两分钟里，机器继续运作，"切入前臂尺骨一侧，从［骨骼的］中间切过，同时将桡骨［向后］折"[32]。这个男孩被送到皇家医院时，这条手臂上有一截断骨刺穿了皮肤，敞开的伤口上还挂着两条两三英寸长的肌肉。李斯特不仅救了男孩的性命，也保住了他的手臂。

试验并非一帆风顺。在这一时期，李斯特经历了两次失败。一次是一个 7 岁的男孩，腿被一辆拥挤的公共马车轧了。李斯特休假时，把这个男孩交给了麦卡菲医生负责；麦卡菲处理伤口时不像李斯特那样谨慎，导致男孩感染了医院坏疽。[33]男孩最终活了下来，但是被截去了一条腿。另一次则是病人在受伤的几个星期后突然死亡。"几天后"，李斯特记录道，"发生了一次严重的大出血，血液浸透床铺，滴到床下的地板上"，这才引起了医疗人员的注意。[34]事后发现，该男子断裂的腿骨的锋利碎片刺穿了他的大腿动脉，致使这名 57 岁的工人失血过多而死。

1865 年，李斯特在医院共收治了 10 例开放性骨折病人，在石炭酸的帮助下，其中 8 例顺利康复。[35] 如果不算在麦卡菲博士负责期间进行的那场截肢手术，李斯特的失败率为 9%。如果算上截肢的案例，他的失败率是 18%。对于李斯特来说，这是无与伦比的成功。

按照李斯特的一贯作风，他认为研究应当尽量透彻，打算在公布他的发现之前先测试石炭酸对其他类型的伤口的作用。他的终极目标是测试这一方法是否适用于手术病例。从他目睹罗伯特·利斯顿使用乙醚的历史性手术起，已经过去 20 年了。乙醚的使用标志着手术步入无痛时代。从那之后，外科医生在做手术时越来越大胆，逐步向人体内部深处探索。随着手术的侵入性增强，术后感染的发生率也越来越高。如果李斯特能够降低或消除术后感染的威胁，外科医生将得以施行更加复杂的手术，而不必担心病人的伤口感染脓毒病，这样一来，手术的性质将彻底改变。

一开始，李斯特的研究重点是脓肿，尤其是作为脊柱结核并发症的脓肿。这种脓肿被称作腰肌脓肿，由大量的脓在腹腔后侧的长条形肌肉上累积形成。腰肌脓肿体积通常很大，会膨胀至腹股沟处，需要切开引流。然而，由于其形成部位特殊，腰肌脓肿特别容易感染，因此手术干预极为危险。

在接下来的几个月里，李斯特开发出一种治疗手法：先用石炭酸为切口附近的皮肤消毒，再在开口上敷上类似他给格林里斯敷的油灰敷料。[36]制备油灰需要先把石炭酸和煮沸过的亚麻籽油混合，然后加入普通石灰。李斯特还会在伤口与油灰之间放一块在石炭酸亚麻籽油中浸泡过的软亚麻布。血液渗透出来，在软亚麻布下面形成一层硬壳。油灰每天更换，但这块浸过油的软亚麻布则一直留在原处。等到时机成熟，软亚麻布被揭下时，伤口上已经结出了坚固的瘢，即疤。在给父亲的一封信中，李斯特自豪地写道：“用这一方法治疗脓肿的整个过程，与关于化脓的理论完美契合。而且，这个疗法现在已经十分简单和容易，谁都能将其付诸实践，这真的让我很着迷。”[37]

1866 年 7 月——李斯特仍在改进使用石炭酸的方法——他得知伦敦大学学院系统外科学主任的职位空了出来。尽管在格拉斯哥诸事惬意，但李斯特仍然渴望重返母校，这样可以离已经八十高龄的父亲近一些。况且该教授职位还附带大学学院医院的永久职位——这家医院是他职业生涯的起点，令这一职位对他更具吸引力。

李斯特写信给伦敦大学学院校长兼大学学院医院院长布劳姆勋爵，请求他支持他的竞选，随信附有印刷的《一种治疗开放性骨折的新方法的公告》。李斯特在公告里表达了对用细菌理论解释腐败过程的支持——这是他首次在朋友、家人和同事圈子以外介绍他的杀菌体系。然而，给布劳姆勋爵去信后不久，李斯特就收到了自己落选的消息。他又一次尝到了失望的苦涩。然而，李斯特没有为这个消息分神，而是很快又开始了他的研究。“最近我时不时会想，如果我去了大学学院，可能无法像现在这样工作，"在收到落选通知后不久，李斯特在给约瑟夫·杰克逊的信中写道，"我在这里工作可能更有用处，尽管相对默默无闻。"[38]

李斯特继续进行对石炭酸的试验，逐渐扩大治疗范围，将割伤和挫伤等创伤也包括在内。[39] 有一次，他从一名男病人的手臂上切除了一个大肿瘤。肿瘤的位置很深，李斯特相信，如果不是用了消毒法，伤口一定会化脓。几个星期后，这名病人平平安安、手臂完好地离开了医院。

每一年都有新的证据证明消毒法确实有效，李斯特开始意识到他的方法的划时代意义。他在一封信里对父亲说："现在我做切除肿瘤的手术，或者别的手术，感觉与以前完全不同；事实上，整个外科学变得与以前截然不同了。"[40] 如果李斯特能够让世界相信他的疗法的效果，整个行业的未来将拥有无限可能。

于是，在他开始在格拉斯哥皇家医院进行石炭酸试验的两年之后，李斯特终于在《柳叶刀》上发表了他的试验结果。这篇论文的题目为《治疗开放性骨折与脓肿等疾病的新方法，及对化脓病症的观察》，共分为五个部分。1867 年 3 月 16 日，第一部分出版了；其余四部分在接下来的几个月里陆续出版。李斯特在文中论证了他如何根据路易·巴斯德极富争议的观点——腐败过程是由空气中的细菌引起的——建立了一个体系。他写道，"［空气中］悬浮的微小粒子——各种低等生命的胚芽——很早就在显微镜下被发现了，但是只被当作腐败过程中偶然出现的伴随物质"——现在却已被巴斯德证明"就是腐败过程的根本原因"。[41] 因此，有必要"在处理伤口时涂一些能够杀死这些脓毒性细菌的物质"。李斯特的消毒系统利用了石炭酸的抗菌特性，不仅能够防止细菌进入伤口，同时也能破坏已经侵入人体的细菌。[42]

尽管他明确地支持了巴斯德的科学原理，但他的论文偏向于实践而非理论。李斯特这组论文的每一篇主要都在详细地讲述病史，讨论他为防止或控制每一名病人的伤口腐败所做的努力。他的目的在于邀请读者站在自己的肩膀上，向其展示如何才能重复他的方法。在这组论文中，他还讲解了他是如何不断改进消毒体系的，包括解释为什么没有采用其他几种敷料，以及在一些方法失败后如何尝试了其他方法。李斯特毫不介意地把他在实验中用到的科学方法完完全全地展示在所有人面前。

显而易见，李斯特在发明及公布他的消毒方法时以无私奉献为宗旨。他写下的话证明了贵格会灌输给他的无私精神："这种方法好处非凡，以至我感觉自己有责任尽我所能地将它传播开去。"[43] 他在格拉斯哥皇家医院负责的两个病房就是这些好处的实物证据。他报告说，尽管这两个病房曾经由于空气流通不畅而沦为医院里最不健康的地方，但是在使用消毒法治疗病人之后，医院感染病例大大减少了。从李斯特将他的消毒体系引入病房以来，他所负责的病房中未发生过任何一起脓血症、坏疽或丹毒。

　　李斯特迈出了推广他的消毒法的第一步。他深信这种方法将挽救无数的生命。但是，他的成就感很快就会被找上门来的难题冲淡。

第 9 章　风暴

医学争议……是科学进步的必然事件。它就像
净化大气的风暴；我们必须为之折腰。[1]

——让-巴普蒂斯特·布约

1867 年的夏天，伊莎贝拉·李斯特·皮姆乘坐出租马车来到一座两层楼的乔治王时代风格的住宅前。当她走上门前的台阶时，她感觉身上仿佛背负了整个世界的重量。她在难当的酷暑中跋涉了近 400 英里，才来到这扇大门前。几周前，伊莎贝拉——被家人亲切地称为"B"——发现她的乳房里长了一个硬块。她担心会出现最坏的情况，决定不辞辛苦地乘火车经爱丁堡前往格拉斯哥，去咨询她认识的最好的外科医生——她的弟弟约瑟夫·李斯特。

一个可悲的事实是，那个时代的妇女总是在发现乳房肿块很久后才寻求治疗。在乳腺癌的早期阶段，肿瘤几乎不会造成痛苦。但是手术却正相反，其过程非常痛苦；即使接受了手术治疗，病人可能也难逃一死，因为绝大多数外科医生切除的乳房组织不够多，不足以阻止癌症无情的侵蚀。伦敦最著名的外科医师之一詹姆斯·佩吉特曾哀叹，在他切除病变部位后，癌症仍常常复发。"局部的问题组织可能被完全切除了，"他写道，"但有些东西会留下，或者经过一段时间后重生，使得类似的疾病再次出现，而且在某种形式或程度上通常比第一次更严重，并且往往是致命的。"[2]

在 19 世纪上半叶，麻醉术被发明之前，手术过后仍有癌变组织遗留的风险尤其高，因为当时的手术是极度痛苦的，手术做得越快越好。60 岁的露西·瑟斯顿在给女儿的一封信里描述了她做乳房切除术时经历的可怕折磨。外科医生来了，他张开手向她展示了手术刀，然后就开始了手术：

> 接着就切了又长又深的一刀，从乳房的一侧切下去，然后是另一侧。我感觉很恶心，把早餐全吐了出来。然后我便感到了极度的衰弱。我遭受的疼痛不再是局部的了。全身上下都传来了极度痛苦的感觉。我能感觉到身体的每一寸，仿佛肉在往下掉……我本来是准备好要目睹整场手术的。但是回想起来，我所捕捉到的每一个场景，都是医生沾满血的右手，连手腕上也全是血。术后他还告诉我，

有那么一下，动脉血喷进了他的眼睛里，他有一阵什么也看不见。我在他的手底下熬了近一个半小时，他切除了整个乳房，然后切除了腋窝的腺体，结扎动脉，吸净血液，缝合伤口，贴上膏药，最后绑上了绷带。[3]

瑟斯顿在术后幸存下来，并且又活了 22 年，但是很多人都没有这等运气。

随着麻醉药的兴起，外科医生做手术时不必再顾忌疼痛，因此乳房切除术的侵入程度越来越深。这也带来了死亡率的上升，只是原因不同。1854 年，巴黎大学的首席外科医生阿尔弗雷德·阿曼德·维尔波（Alfred Armand Velpeau）敦促他的同事们更积极地治疗乳腺癌，确保切除所有的癌变组织。为了达到这一目的，他建议采用"全乳房切除术"（en bloc mastectomy），不仅要切除乳房，还要切除乳房底下的胸肌。这样当然也增加了病人术后感染的概率。

现在，伊莎贝拉意识到自己正面临着这类困境。伦敦圣巴塞洛缪医院的外科医生已经拒绝为她做手术。而她在爱丁堡停留时，李斯特的岳父及导师詹姆斯·赛姆也建议她不要做乳房切除术。由于肿瘤很大，若想手术起效，就必须切除大量组织。赛姆担心，即使伊莎贝拉在手术中活下来，也可能会因为胸部伤口化脓而死。尽管赛姆已经成功地在自己的病人身上使用了李斯特的消毒体系，但他担心，这么大的创面不论用不用石炭酸都很难处理。最好就这样度过余下的时间，能过多久算多久。

伊莎贝拉没有放弃希望。她知道她的弟弟这辈子已经切除过许多癌症肿瘤；最近，她又听说弟弟已经用石炭酸大大降低了术后感染的风险。正如李斯特在笔记里写的，"B 似乎对我有十足的信心"[4]。

检查了伊莎贝拉的病情后，他同意给她做乳房切除术——这将是他的首场乳房切除术。这样一来，李斯特已然违背了医学界两位备受尊敬的医生的专业建议，其中一位还是他的良师与知己。但是，只要有一线希望能够阻止癌症在他亲爱的姐姐体内蔓延，他就必须紧紧抓住。"考虑到这场手术的性质，"他写信告诉父亲，"我不愿意让别人来做。"[5]事实上，也没有别人愿意做这个手术。

李斯特先是来到大学的解剖室，在一具尸体上练习乳房切除术。然而，就在李斯特硬起心肠开始准备手术的最后关头，他却决定先去一趟爱丁堡，当面咨询赛姆的意见。显而易见，这位倍受尊敬的医生从一开始就反对手术的事实一直压在李斯特心头。赛姆做出了让步。"没有人能断言手术一定会失败。"一席长谈后，赛姆对女婿说。[6]他们还讨论了李斯特关于石炭酸的研究进展。赛姆也已经试用了这种消毒剂，并且得到了鼓舞人心的结果。他指出，在伊莎贝拉的手术中使用石炭酸，也许能大大减小感染的危险。"我感受到了他的善良和明显的——尽管极少付诸言语的——发自肺腑的同情。离开爱丁堡时，我松了一口气。"李斯特如此描述他与赛姆的会面。[7]

李斯特放下思想负担，回到格拉斯哥，开始准备伊莎贝拉的手术。手术前一天，李斯特给留在老家的约瑟夫·杰克逊寄了一封信："我估计，在汝收到这封信之前，我就已经为亲爱的 B 做完手术了。一旦决定手术，就一天也不该拖延，所以我昨晚做好了安排……我们把手术定在明天下午一点半。"[8]伊莎贝拉的乳房切除术没有被安排在皇家医院进行，因为在医院手术会增加她得某种医院感染的风险。李斯特决定在自己家里做手术，把餐桌当作手术台——这是那些承担得起私人护理的人通常的选择。

1867 年 6 月 16 日，伊莎贝拉·李斯特·皮姆走进了这间临时手术室，她的弟弟与三名助手已准备妥当。手术器械已经提前用石炭酸浸泡过，现在用一块布盖着，以免她看见后感到害怕。伊莎贝拉在这张她头天晚上还在上面用过餐的桌子上躺好，不一会儿就在氯仿的作用下陷入沉睡。李斯特和其他三名外科医生开始用石炭酸溶液蘸洗双手。接着，他们清洁了伊莎贝拉的手术部位。李斯特握着手术刀走上前。他小心翼翼地割开了两侧的胸肌，清除了腋下组织。在切除了乳房组织、肌肉和淋巴结后，李斯特开始专心致志地包扎伤口。

李斯特用 8 层纱布覆盖了伊莎贝拉的胸部，这些纱布已提前在由石炭酸和亚麻子油混合成的消毒液中浸泡过。[9]他通过不断的实验发现，多孔材料不是抗菌绷带的理想选择，因为石炭酸会被血液和渗出液冲走。因此，他在最上面一层纱布底下加了一块渗透性较差的薄棉布——也提前在消毒剂中浸泡过。

这样一来，伤口的渗出液可以排出，但又可以防止石炭酸流失。他在伊莎贝拉的前胸和后背都做了这样的包扎。每条纱布从一侧肩峰（肩胛骨顶端的突起处）起缠到另一侧身体略低于肘部的位置，再从脊柱后面绕回到手臂。此外，李斯特还在她的身体侧面和前臂之间放置了大量纱布，以免手臂过于靠近身体。尽管这个姿势让伊莎贝拉感到不舒服，但李斯特认为让手臂远离伤口是重中之重，这样伤口渗出物才不会受到阻碍。伊莎贝拉被绑得像木乃伊一样，被转移到客房等待康复。

他的助手赫克托·克莱尔·卡梅伦（Hector Clare Cameron）注意到，在至亲身上做这样一场大胆的手术，消耗了李斯特大量精力和情感。[10] 术后，这位外科医生感到一阵轻松："我很高兴手术已经完成……我可以说，这场手术做得至少像病人不是我姐姐时一样好。不过，我希望不必再做这种事了。"[11]

伊莎贝拉活了下来。由于李斯特在手术中和手术后都仔细地使用石炭酸，她的伤口在愈合过程中未曾化脓。在李斯特的努力下，伊莎贝拉又活了三年，直到她癌症复发。这一次她患的是肝癌，李斯特也无力回天。但是，李斯特的消毒体系为乳腺癌手术的未来带来了新的希望。很快，外科医生就能仅根据预后来决定是否进行乳房切除术，而不必考虑术后病人感染脓毒病的风险。

伊莎贝拉的乳房切除术顺利完成以及在皇家医院的持续成功让李斯特倍受鼓舞，他向英国医学会（British Medical

Association）提交了一篇关于石炭酸研究的论文。1867 年 8 月
9 日，他发表了题为《外科手术实践中的消毒原理》的演讲。[12]
就在几周前，他那篇共有 5 个部分的论文才刚刚在《柳叶刀》
上完结。到此时为止，医学界尚未对他的研究做出任何负面回
应。事实上，大家的反应十分积极。一个月前，赛姆在《柳叶
刀》上报道了 7 例将石炭酸应用于开放性骨折治疗或手术的成
功案例，表达了对李斯特的支持。[13] 李斯特在英国医学会发表
演讲后不久，《柳叶刀》的主编表达了审慎的乐观态度："如果
李斯特教授关于石炭酸在治疗开放性骨折中的作用的结论得到
证实……我们再怎么强调他的发现的重要性也不为过。"[14]

　　然而，一场暴风雨即将降临。最开始出现反对声音的时
候，争论的焦点并不在于李斯特的消毒方法是否真正有效，而
是李斯特是不是石炭酸防腐特性的发现者。许多批评者错误地
认为李斯特想要把这一功劳揽下，而欧洲大陆的外科医生早就
开始使用石炭酸了。9 月 21 日，爱丁堡《每日评论》刊登了
一封信，署名 "外科医生"（Chirurgicus）。作者写道，他担心
李斯特最近关于在外科手术中使用石炭酸的论文是在 "有计
划地抢夺我们的声誉——特别是我们的邻居，法国人和德国
人的声誉——因为这篇论文称首次在外科手术中使用石炭酸
的人是李斯特教授"。[15] 作者接着指出，法国内科医生兼药剂
师儒勒·勒梅尔（Jules Lemaire）早在李斯特之前就写到过石
炭酸。"我有一本关于这个主题的大部头，就摆在我面前……
作者是巴黎的勒梅尔医生，其第二版于 1865 年出版。"作者坚

称，勒梅尔已经展示出石炭酸"阻止外科手术后伤口化脓的用途，而且也可作为开放性骨折和伤口的敷料"。

尽管这封信用了"外科医生"的笔名，但每个人都知道写信的人是一位有影响力的医生：詹姆斯·Y. 辛普森，氯仿的发现者。这位著名产科医生热情地将这封信发给了医学界的同仁们，其中包括《柳叶刀》主编詹姆斯·G. 瓦克利。一星期后，这封信被刊登在《柳叶刀》上，并附上了瓦克利的短评："李斯特教授的功劳是使这种物质在这个国家广为人知。"[16] 用这样一句话，这份世界顶尖的医学期刊让人觉得，李斯特的成就好像不过是在英国重复了欧洲大陆的方法。但事实上，李斯特是以科学理论为基础，提出了一种革命性的处理伤口的方法。

辛普森其实怀有私心，所以才想尽量淡化李斯特的消毒方法的重要性。事实是，如果李斯特的方法可行，就会与辛普森所发明的"针压法"发生直接冲突，该方法也是旨在防止伤口在愈合过程中化脓。（赛姆在爱丁堡皇家医院的手术室里当众撕碎辛普森写的小册子时，所批评的正是这种方法。）针压法是一种在外科手术中止血的方法，用金属针将大血管被切开的末端固定在皮肤或肌肉组织的下面，从而取代了结扎术，结扎术用的缚线常常是术后感染的源头。李斯特在 1859 年发表的一篇论文中否定了针压法，而辛普森睚眦必报。这位产科医生甚至给李斯特寄了一本关于该技术的小册子，并附上介绍信，批评整个医疗行业"奇怪且毫无道理"地爱用缚线，"孜孜不倦地遵照程序……将已死亡并正在腐烂的动脉组织植入每一个大型伤口中"。[17] 他放不下几乎没有外科医生采用他的技术的事实。一位早期的传记作者说，辛普森对一切质疑针压法的理论怀有嫉妒："针压法的优越性既然已经树立——他相信是这样——他认为绝不该容忍任何与在截肢手术中使用缚线的趋势相符的东西。"[18]

李斯特发现自己又一次和顽固不化的辛普森杠上了。在最先发起攻击的信发表在爱丁堡《每日评论》上的几个星期后，李斯特在《柳叶刀》上给"外科医生"回了信。他承认自己从未读过勒梅尔的书，但声称这"不足为奇"，因为该法国外科医生的工作"似乎未曾引起同行的注意"。[19] 接着，他为自己的消毒体系辩护，称前来格拉斯哥观摩过他的消毒方法的人没有质疑过其独创性。"创新之处，"他写道，"并非在于在外科手术中使用石炭酸（我从未如此声称），而是以保护机体在修复过程中免受外部物质干扰为目标而运用它的一套方法。"李斯特的回应以对来信者的讥讽结尾："我相信，这等鸡蛋里挑骨头之事不会妨碍人们采纳一种有效的方法，专此敬复。"

李斯特知道争论不会就此结束，因此，他想找来勒梅尔的著作，好为接下来会发生的事情做准备。他寻遍格拉斯哥，也没有找到这本 700 页的著作，最后去了爱丁堡，才从大学图书馆里找到一本。[20] 这本书几天前才恰合时宜地出现在图书馆里，有可能就是辛普森本人放过去的——尽管李斯特从未将此怀疑付诸言语。在阅读这本书时，李斯特发现，勒梅尔声称石炭酸可以用来治疗几乎所有已知的疾病，但是却没有给出使用方

法或指导原则。此外，虽然勒梅尔确实报告了石炭酸消毒空气
及促进伤口愈合的功效，但他同时也建议用石炭酸来消除人体
排出物的气味。他并不认为脓是因腐败而产生的。读完这本书
后，李斯特向父亲诉说了他对勒梅尔的说法的怀疑，"我有理
由相信，他在解读他的实验结果时戴着玫瑰色的眼镜*"，因为
该法国外科医生使用的是"浓度极低的石炭酸水溶液"。[21]

　　10 月 19 日，李斯特发表了给"外科医生"的第二篇答复。
他重申他从未声称自己是第一个在手术中使用石炭酸的人：
"运用石炭酸的方法之所以成功，并不仰赖于石炭酸任何特殊
的优点，而当归功于在免于腐败的有害影响后，受伤部位发挥
了本就具备的优秀的愈合能力。"[22] 这是否意味着石炭酸并非
他取得令人鼓舞的结果的关键因素？也许是为了把话题从勒梅
尔身上拉回到他的核心治疗方法上，李斯特声称，如果他"在
做实验时用的是其他常见的消毒剂……我真的认为，我也能
得到差不多的结果，如果遵循相同的原则"。

　　随答复一起发表的是医学生菲利普·海尔（Philip Hair）
寄给李斯特的信。海尔住在卡莱尔市，也就是数年前就采用
石炭酸来处理污水的那个城市。李斯特称，这个年轻人能够
"毫不困难地认识到仅仅使用石炭酸和我提倡的方法之间的区
别"。[23] 在信里，海尔证实了去年冬天他曾在巴黎学习，但没

---

* Rose-coloured spectacles，指对事物抱有单纯或乐观的看法，通常没有合
理的依据。

见过任何能与李斯特的消毒法相提并论的方法。等回到爱丁堡，海尔亲眼见证了李斯特的方法的成功运用。他写道，他很乐意为李斯特提供 8 名能够为他的话作证的同学的姓名和地址。

辛普森容不下质疑，李斯特的回信无异于火上浇油。[24] 这位产科医生放弃化名，直接在《柳叶刀》上回复了李斯特。他一上来就讥讽了李斯特写的关于"鸡蛋里挑骨头"的话，相当于承认了自己就是爱丁堡《每日评论》上那封信的作者。又一次，辛普森把勒梅尔搬了出来，指责李斯特对现有的医学文献几乎一无所知。他接着说，阿伯丁大学医院的威廉·皮里（William Pirrie）在自己三分之二的乳房肿瘤切除手术中使用了针压法来避免伤口化脓，无论李斯特的消毒方法有没有效果，针压法都是一种更优越的防止脓形成的方法。为了确保大家清楚地理解他在第一封信中想表达的意思，辛普森补充道："让我借此机会简要地指出，李斯特先生在该主题上所提出的主要理论和应用，毫无疑问早就有其他作者提出过了。"

李斯特没有上钩，而是给《柳叶刀》寄去了简短的回复："我已经尽量在不对任何人有失公允的前提下还原了事实真相，现在我只能保留对［辛普森的］指控的意见。"[25] 相反，他告诉读者，他将在未来的几个月中发表一系列论文，来证明消毒体系的优点，让医学界自行判断辛普森的批评是否合理。李斯特相信，对于他的消毒体系的评价应当基于科学证据，而非他的雄辩。

事有凑巧，皮里教授——辛普森在给针压法辩护时援引的名字——就在李斯特发表这则回复的同一期《柳叶刀》上发表了一篇论文。具体来说，皮里在文中赞扬了用石炭酸治疗烧伤的优点，他还推断，如果李斯特的消毒方法在治疗其他疾病时也同样有用，"那将为治疗危险而痛苦的创伤带来极大的好处"。[26] 整篇论文对针压法只字未提。这下，辛普森暂时消停了。

尽管李斯特在公开场合保持着高贵的沉默，他在私底下却也为这些攻击而感到受伤。他给约瑟夫·杰克逊写信时提到："我一直觉得，如果这些医学期刊的编辑一点儿都不留意我写的任何文章，说不定是最好的；这样我的研究成果的好处——如果有好处的话——就能低调地发挥作用，促进人们对疾病的认识，改进疾病的治疗方法。"[27] 他悲哀地补充道："声望不是适宜在世俗土壤中生长的植物。"李斯特的外甥说，辛普森的攻击让李斯特感到极度厌恶和苦恼。这位个性安静、谨言慎行的外科医生——他曾一度认为苏格兰的城市比伦敦更适合他的性格，因为这里的职业斗争少得多——逐渐意识到自己未来将要面对多么艰巨的任务。想要让外科医生认真对待他的消毒方法，仅凭几个医学生的证词是不够的。

许多反对者认为李斯特的消毒体系与把药膏涂在化脓的伤口上然后听天由命的传统做法并无差别——例如葡萄酒、奎宁和康迪液，很多执业者数十年来一直在使用它们。一名来自利物浦的年轻内科医生弗雷德里克·W. 里基茨支持辛普森，辩称针压法"简单、有效而优雅"，同时李斯特的方法却"过时且粗俗"。[28] 无独有偶，内科医生詹姆斯·莫顿——曾是李斯特在皇家医院的同事，其任期于 1867 年 10 月结束——断言，石炭酸"肯定不比其他常用的消毒剂强，说不定更差一些"。[29] 和里基茨一样，莫顿也认为李斯特的方法陈旧过时，质疑其是否称得上是一个治疗"体系"。相反，他认为应该称之为"一种包含消毒的包扎方式"——只是现有的多种方式之一——并认为李斯特在夸赞自己的成果时"运笔未免有些太快"。[30]

细菌致腐理论是李斯特消毒体系的核心。虽然老一辈的外科医生愿意在病人身上尝试他的消毒法，但他们却难以理解细菌理论。而如果外科医生不能正确理解感染的原因，他们也就不太可能正确地使用他的方法。在这场争辩继续进行的同时，李斯特在格拉斯哥内外科协会（Medico-Chirurgical Society of Glasgow）做了一场演讲，强调使用消毒法的努力应以合理的原则——即路易·巴斯德的理论——为指导。[31]

李斯特的同事莫顿不仅对李斯特的方法持批判态度，也不肯接受细菌导致腐败的前提。莫顿给李斯特已发表的研究扣上了制造恐慌的帽子。"自然被当成了凶残的女巫，"他写道，"其邪恶阴谋必须被制止。必须对她连哄带骗，才可使她行为规矩；她已不再被信任。"[32] 就连《柳叶刀》的主编也拒绝使用"细菌"一词，而称它们为"空气里含有的脓毒性元素"。[33] 正处于事业巅峰的外科医生都很难接受这个事实：在过去的 15

年或 20 年中，他们可能因为任由这些微小的、看不见的生物感染伤口，而无意中害死了病人。

李斯特的消毒法在实际操作方面也存在一些问题。人们认为这种方法过于复杂，并且仍在不断演化。即使外科医生接受了细菌是罪魁祸首的说法，许多人依然不能或不愿意按照达到预期效果所需的精细程度来施行消毒法。他们所接受的训练来自重视效率与实用、轻视精细与严谨的老一辈外科医生。一则报告称："在手术室中，劳斯先生偶尔会在缝合伤口前用海绵擦拭伤口，但未发现任何好处，于是他便弃用了消毒法。"[34] 同样，霍姆斯·库特先生"不赞成李斯特的方法，认为其纯属自找麻烦"。[35] 另一位外科医生报告，李斯特的消毒方法足以在腐败发生后消灭它，但作为预防措施却不够好："至于其抗脓作用，尚不如人意。"[36]

杰出的外科医生詹姆斯·佩吉特在伦敦使用李斯特的消毒法也得到了好坏参半的结果。他在就此主题发表的第一篇论文中承认，自己可能没有正确使用消毒系统。[37] 但是没过几天，佩吉特又全盘否定了李斯特的体系，称其是危险的，尤其是在石炭酸被长时间留在伤口上的病例中。这一回，佩吉特声称他严谨地遵循了每个步骤，"就算不和李斯特教授所使用的方法一模一样，但也绝对胜过用于治疗骨折的一般方法"。[38] 在佩吉特看来，李斯特的消毒法"无疑没起好作用"。

由于佩吉特在医学界的地位举足轻重，他的评语杀伤力很大。首都后来成了最难推广李斯特消毒法的地方，也就不足为奇了。反对李斯特的评语一声高过一声，《柳叶刀》的主编不禁感到奇怪，为什么伦敦尤其抗拒他的方法。"伦敦的化脓症状与格拉斯哥的不一样吗？"这位编辑开玩笑道，"还是由于这里的医生在使用消毒法时不够严谨，就像李斯特先生一直强调的、想要取得成功必须遵循的那种严谨?"[39] 只要人们还在马马虎虎、敷衍了事地使用李斯特的方法，他的方法就不可能被真心实意地承认。李斯特必须采取一种更积极主动的方式。

第 10 章　玻璃花园

新的观点总是被怀疑，且通常会被反对。怀疑和
反对也不必有理有据，只要它不属于常识就够了。[1]

——约翰·洛克

詹姆斯·赛姆留意到助手从房间的另一头向他投来了奇
怪的眼神。整个上午，赛姆一直在位于尚威克坊（Shandwick
Place）的诊室中检查病人，而他的助手托马斯·安南代尔
（Thomas Annandale）一直密切注视着他，让他很不自在。过
去的两个月对这位上了年纪的外科医生来说很不好过，他的
身体也有些不适。此时是 1869 年的春天，赛姆已经快 70 岁
了。他的妻子杰迈玛在 2 月里突然去世，这让他的心里空落落
的，家里也变得空荡荡的。约瑟夫·杰克逊——他本人也是

鳏夫——听说了这个消息后，在信中对儿子说："我对汝可敬的岳父的痛苦感同身受，也很同情他在家中所感受到的荒凉。"没有了杰迈玛那令人安慰的身影，米尔班克宅院也像变了一个样。

赛姆知道朋友和家人都很担心他。但是在这天上午，他却感到安南代尔的关心另有所指。大约一小时前，赛姆在与某位病人交谈时嘴有点儿痉挛，在写某张处方时手也有点儿抖。不过，他没有太在意这些。也许是口吃的毛病暂时复发了，也许就是上了年纪吧。但无论是因为什么，安南代尔的注视让他很忐忑，他不想再这样下去了。以防这个年轻人以为自己没注意到这些小插曲，赛姆大声而清晰地说道："刚才的紧张感真是奇怪；我的感觉就像是我想说话但说不出来。"

这一天的日程仍在继续，赛姆在城市里不同的地方做了几场手术。在此期间，他一直能感觉到安南代尔直勾勾的眼神。在每场手术中，这个年轻的外科医生都紧挨着赛姆站着。"尽管我担心地观察着每个步骤，"安南代尔后来说，"但我没有在赛姆先生［在手术期间］的动作里……发现任何异常。"[2] 尽管如此，一种有什么不对头的感觉还是在他心头挥之不去。

当日傍晚，两人一同返回位于尚威克坊的私人诊所。此时，赛姆的儿子和侄女正在诊室里等着他。在与家人私下交谈时，他才暂时摆脱了安南代尔的目光。和家人短暂但愉快地聊了一会儿后，赛姆送他们出门，因为下一位病人就快到了。在他关上诊室的门时，他留意到助手走向他的家人，在走廊上压低声音对他们说了些什么。

几分钟后，诊室中传来一声巨响，赛姆倒在了地上。

赛姆中风后偏瘫了，尽管还能说话，但丧失了左侧身体的运动能力。病情看上去很严重，但他身边的人都很乐观。这位年迈的外科医生一年前也曾中风，后来完全康复了。所有人都认为这一次也会像上一次一样圆满收场。《柳叶刀》向医学界报道了这则消息，称赛姆病情并不严重，"很有希望能够完全康复"。[3] 几周后，《柳叶刀》跟进报道了赛姆的健康状况。他已经恢复了手的运动能力，并且已经可以在花园里散步了。"我们只是在表达整个行业的心声，"文章继续写道，"我们希望赛姆先生能够长命百岁，即便不能继续用他罕见的技术进行手术，他仍可以就专业问题给出清晰明确的见解。广博的经验和精准的判断力让他得以成为行业的权威。"[4]

李斯特与妻子一同来到爱丁堡，在赛姆康复期间陪伴他。艾格尼丝与妹妹露西分担了护理职责，赛姆开始缓慢地康复。然而，这位年迈的外科医生很快就意识到自己的身体状况已大不如前。同年夏天，他辞去了爱丁堡大学临床外科主任的职位，希望李斯特能够取代他。[5] 不久后，爱丁堡大学的 127 名医学生联名写信给李斯特，恳求他接受这一职位。"我们做出此举是因为坚信您是最有能力之人，"学生们写道，"以您在外科学上极高的造诣与成就，您能够延续赛姆先生赋予主任职位与爱丁堡大学的尊严与荣誉。"[6] 学生们称赞了李斯特为科学做出的贡献以及他关于石炭酸的最新研究："您的消毒法开启了英国外科学史上的新时代，将为整个行业带来持久的荣耀，为全人类带来不可估量的利益。"李斯特已不需要更多的劝说。1869 年 8 月 18 日，他当选为爱丁堡大学的临床外科主任。

这是一次令人欣喜的回归，尽管发生在令人悲伤的情况下。赛姆的一个朋友写信给李斯特，称此事"皆大欢喜——尤其是对赛姆先生而言，我想，倘若最好的人选与这一职位失之交臂，而令其他人当选，他可能就不想活下去了"。[7]《柳叶刀》称赞了这一任用决定，不过编辑们很注意避免为李斯特的消毒法背书："我们始终强烈支持李斯特先生的当选……虽然他的消毒法给我们带来的希望有待证实，但他完全有能力提升外科学的科学性质。"[8]

次月，李斯特和艾格尼丝搬回爱丁堡。他们先暂住在阿伯克龙比坊 17 号，后来又搬进了夏洛特广场 9 号的一栋豪华住宅。这座住宅曾属于赛姆，直到他搬进米尔班克宅院。尽管这座不动产价格不菲，但李斯特完全负担得起——他早已不是当年的住院外科医生了。

与此同时，嘲笑李斯特的消毒体系的声音越来越大。许多医学界人士将他抹黑成一个想要搏出位的江湖郎中，认为他的观点往好了说是愚蠢，往坏了说是危险。[9] 在伦敦大学学院医院，外科医生约翰·马歇尔（John Marshall）发现一名刚做完乳房切除术的妇女的尿液呈绿色，便开始强烈反对消毒法。类似的报道层出不穷。李斯特十分惊讶。他早就知道石炭酸中毒的危险，目睹过其危害，而且早在几年前就警告过医生应当稀释溶液。[10] 他能确定，这又是一个人们在采用他的方法时很不小心，导致消毒法失败的例子。

更加激烈的批评来自格拉斯哥的一位外科医生，唐纳德·坎贝尔·布莱克，他称李斯特的消毒法是"医学科学最新的玩具"[11]。他认为，李斯特得到的结果纯属巧合，提醒大家不要陷入"石炭酸狂热"。他写道，没有什么比李斯特这样的外科医生的"业余爱好"更会"妨碍医学或外科学的的真正进步了"。这还不算，布莱克甚至质疑皇家医院的死亡率是否真的得到了改善。他从《医学时报和公报》（*The Medical Times and Gazette*）上找到了统计数据，推测在 8 年的时间里，李斯特所在的医院的截肢和开放性骨折病例的死亡率没有变化。

在 1860 年和 1862 年之间，截肢病例的死亡率为三分之一。不截肢的开放性骨折病例的死亡率为四分之一。而在 1867 年和 1868 年之间，李斯特已经引入消毒体系，但死亡率仍在这个水平上。[12] 的确，因截肢而死亡的病例数量略有增加，但是这些统计数字有误导性，因为它们代表的是格拉斯哥皇家医院整体的病人死亡率，而并非每一名外科医生都采用了李斯特的方法。就算采用了他的方法，许多医生也没有在操作中达到足够的精细度和一致性，所以未能取得消毒术所承诺的结果。想要解释这类矛盾，李斯特必须把他自己的成绩与医院里其他外科医生的成绩区分开来。

　　而那些承认李斯特的成绩的人，对死亡率下降背后的实际原因也提出了疑虑。几位医生声称，李斯特的成功应当归功于医院新外科大楼整体卫生情况的改善——而不仅仅是他的消毒体系。李斯特反驳道："用他们所提及的原因来解释发生在我负责的病房中有益健康的改变，根本就是不可能的。"[13] 他重申，在开始使用石炭酸之前，他的病房是格拉斯哥皇家医院里最不健康的病房之一，甚至还说"被与医院联系在一起是一项可疑的特权"。他认为，这应当归咎于医院的管理者，也就是那些在他刚搬到格拉斯哥时拒绝他到皇家医院任职的人。李斯特写道："我一直在与管理层不懈地斗争，他们急于为格拉斯哥不断增长的人口提供医院资源……倾向于不断增添病床。"[14] 虽然管理人员拆除了病房的一堵高墙以改善空气流通，但这是在李斯特使用石炭酸治疗病人的 9 个月之后才发生的。因此，李斯特认为这不能够解释他的病房里死亡率的下降。至于还有人说他的成功是由于病房里伙食得到了改善，李斯特写道，"聪明的医务人员不可能萌生"仅凭饮食就可以消除脓血症、丹毒和医院坏疽的想法。[15]

　　李斯特对格拉斯哥皇家医院状况的评价没有逃过医院管理者的眼睛，他们中已有不少人早就看这个喜欢开拓的外科医生不顺眼了。董事会秘书亨利·拉蒙德（Henry Lamond）很快就做出了回应。在给《柳叶刀》主编的信中，拉蒙德称李斯特的指控中"涉及医院所谓的不健康的环境的部分……有失公允，不合事实"。[16] 医院的管理人员认为，李斯特的消毒法对近几年来医院里死亡率的下降没有多大作用。相反，他们坚称："医院的条件令人满意，病人的健康得到改善，这在内科和外科都甚为明显，而其背后的主要原因是得到改善的通风、更好的饮食以及出色的护理，董事会近年来对这几个方面极为关注。"

近乎公然咒骂的一则批评来自利兹市的英格兰外科医生托马斯·农尼利（Thomas Nunneley），他从未给自己的任何一个病人用过石炭酸，并引以为豪。1869 年，农尼利在英国医学会发表演讲时说，李斯特的消毒体系基于"无根据的幻想，这种幻想只存在于那些相信它的人的想象里，除此之外无迹可寻"。[17] 不仅如此，他还感觉李斯特对微生物致病理论的拥护十分危险。"我担心，关于有机体细菌的猜测远不止是因为天真而犯的错。"他对参加会议的听众说，其中也包括詹姆斯·Y.辛普森。"这带来了直接的危害，"他继续说，"教给他人……伤口常常会带来的那些令人绝望的后果，都源自同一种原因，并且只要处理好这一个原因就可以预防……会让人们无视诸多其他的、往往十分复杂的原因。"

李斯特在给农尼利的回复中几乎难掩厌恶之情："他如此武断地反对一种他几乎一无所知并且——他自己也承认——从未尝试过的方法，这番表态可以说是无足轻重。"[18] 约瑟夫·杰克逊觉察到儿子因为受到攻击而变得越来越沮丧，在信中写道："不论汝提出的改进被采用是一个多么缓慢而不完美的过程，不论汝的主张受到了怎样的轻视或争议，能被允许将消毒法这般伟大的恩赐传给汝之凡人同胞，都是一件幸事。"[19]

就在李斯特与怀疑者唇枪舌战之时，家里再次传来令人不安的消息。在搬到爱丁堡几个星期之后，李斯特收到了弟弟亚瑟的一封令人担忧的信。亚瑟最近去厄普顿探望了他们的父亲。亚瑟承认，他没有"准备好看到亲爱的爸爸变化如此之大"。[20] 约瑟夫·杰克逊十分虚弱，他躺在床上，几乎连翻身的力气都没有。他们的父亲现在已经 83 岁了。虽然他一直身体健壮，但在过去的几年中，李斯特也注意到了约瑟夫·杰克逊身上发生的微小变化。几个月前，他曾患上严重的咳疾；在最近写给李斯特的某一封信中，他抱怨脚踝的皮肤有些感染。更能说明情况的是，父亲曾经清晰的铜版体笔迹变得越来越潦草——这无疑是他运动协调性逐渐下降的征兆，赛姆在中风后也是这样。

李斯特立即收拾行囊，前往伦敦。他到的正是时候。短短 5 天后的 1869 年 10 月 24 日，约瑟夫·杰克逊便去世了。失去父亲让李斯特悲痛万分。以前，每当李斯特面对生活或职业的选择烦恼不已、犹豫不决时，约瑟夫·杰克逊总是他眼前的指路明灯，是他耳畔的理性声音。当李斯特考虑要放弃医学事业，成为贵格会的牧师时，约瑟夫·杰克逊预见到这条路不适合自己的儿子，温柔地将他引回正确的路上。李斯特将怀念父亲的谆谆教诲。

在悲痛之中无法自拔的李斯特给姐夫里克曼·戈德勒写了一封信。信中，他描述了住在厄普顿老家最后一晚自己做的一个怪梦。在梦里，李斯特从卧室里走下楼来，父亲在那里热情地问候了他。"他热情地晃了晃我的手，还亲了我一下，就像我小时候他常做的那样。"李斯特写道。[21] 他们简短地交谈了几句，李斯特问父亲他在长途旅行后睡得是否安稳。约瑟夫·杰克逊答道，他虽然睡得不太安稳，但感觉良好。两人都感到很高兴。这个时候，李斯特注意到父亲手里抓着一个小本子，他知道这个本子里有约瑟夫·杰克逊的旅行笔记。就在这时，李斯特醒了过来。他心想，如果能读一读那个小本子，该多么有趣啊。

他以诚挚的、近乎诗意的许愿结束了这封信："愿我在宁静的彼岸与汝会面。"

父亲去世两个星期后，李斯特给他在爱丁堡大学的新学生们上了第一堂课。赛姆也坐在台下，李斯特向他表示了敬意。"我们的大师仍与我们同在，我们应该为此感到高兴。"[22] 李斯特说，也许他想起了自己的父亲。他告诉在场的年轻人，因为他"可以自由地使用［赛姆的］无穷无尽的智慧和经验，从某种意义上说，通过我，他依然是你们的老师"。

赛姆的病情正在恶化。在李斯特上完第一堂课的几个月后，这位年迈的外科医生丧失了说话的能力。紧接着，吞咽能力也弃他而去，在那个没有饲管的时代，这种情况是致命的。很明显，赛姆这一次再也无法恢复健康了。1870 年 6 月 26 日，这位被世人称为"手术界的拿破仑"的男人与世长辞。

医学界因为损失了这样一位杰出的外科医生而一片悲声。《柳叶刀》发文哀悼："赛姆先生去世，我们失去了世界上最具巧思的思想家之一，或许也是最优秀的外科学教师……只要还有一名学生活着，［他］就不会被遗忘；只要人类还需要手术这门艺术，他将以外科医生的身份被永远铭记。"[23] 相似地，《英国医学杂志》的编辑们称："在当代的外科医生之中，我们可以毫不犹豫地将赛姆先生归为一流人才。"[24]

李斯特比大多数人更悲痛。短短一年之内，他接连失去了两位父亲。现在，没有了赛姆，他几乎找不到可以咨询的高级外科医生了。李斯特的外甥后来说，赛姆活着的时候，被公认为"苏格兰第一外科医生"。随着他的去世，整个苏格兰都希望约瑟夫·李斯特能够接过这一荣誉。

到此时为止，医学界仍然不愿接受微小有机体致病的理论。正如李斯特的一名助手所敏锐观察到的那样："一项新的、伟大的科学发现所到之处，总是容易让旧方法的拥护者名誉扫地。他们很难原谅那个让自己的工作成果变得一文不值的人。"[25] 李斯特想，如果说老一辈外科医生很难"废掉"数十

年来习得的正统教育，让新来的医学生们接受他的理论和方法
应当容易得多。他在格拉斯哥已经俘获了一群热忱的追随者，
他希望在爱丁堡也能如此。

　　李斯特授课的主要特点是课堂示范。他的课经常聚焦于各
种感染理论，辅以丰富的病史介绍和实验室示范。李斯特根据
自己的经验总结出一套宝贵的建议、警告与示例。当他在医院
的手术大厅上课时，甚至会把病人从病房里请过来。李斯特的
目的不是罗列事实，而是教授原则。一名学生记得，尽管他刚
刚接触这门学科，然而"事实如此清晰、其排列如此合乎逻
辑，我甚至想不出这个问题还会有第二种解释"。[26]威廉·沃
森·切恩——未来将成为著名的外科医生、消毒法的倡导
者——谈到了李斯特的系统外科学课程与他在爱丁堡学习时
另一位教授的课程之间的区别。后者的"授课枯燥乏味，全是
一些关于人体反应与炎症的稀奇古怪的理论"，并且"在我看
来难以理解"。[27]相反，切恩说他感觉"被李斯特摆在我们面
前的奇妙景象深深吸引"，并在第一堂课结束后离开教室时成
了"这门职业的狂热追随者"。

　　李斯特的学生们对老师抱有很高的期望，而他对学生们也
是如此。他像警察一样监管着他的课堂。当时的惯例是让学生
在上课前交上写有自己名字的入场券，这样，教师可以记录出
勤。李斯特用这种方法开除了那些习惯性缺课的学生。在年轻
人进入他那神圣的教室时，李斯特会亲自站在门口收集入场
券，这样可以保证学生不会替缺勤的朋友多交一张卡片——

这种常见的做法令李斯特不齿。"但凡有一件事让人感觉写下或说出谎言是无关紧要的，"李斯特写道，"那么他以后就会一直以这种无关紧要的态度撒谎。"[28] 他还会监视教室的入口，以免学生因为迟到而打断他。他写道："我将所有的入口或出口都安排好了，过了某个时间之后，就没有人能进入教室，学生要出去只能走一个特定的门。"[29]

爱丁堡大学的许多教授在管不住不守规矩的学生时都会大发脾气，气冲冲地离开教室。但是李斯特拥有一种他的同事所没有的对听众的掌控力。他的教室是一个令人敬畏的地方，学生们可以来这里崇拜科学。他教过的一名学生说："他在的时候，教室里就会静得连一根针掉地上都能听见；他吸引着所有人的注意，像施了魔法似的，让所有人都严肃认真起来。"[30] 仅有一次，魔力被打破了，一个年轻人用"响亮的官腔"开起了李斯特消毒法的玩笑。整个教室一片死寂。李斯特抬眼看了开玩笑的人，给了他一个悲伤而怜悯的眼神。当时在场的一名学生说，这一眼效果神奇；他还指出，一年后，这个起哄的学生死于全身性麻痹。"当时，我们对螺旋体［引起梅毒的细菌］一无所知，大家戏称这种疾病是朱庇特＊为他亵渎神明而痛打了他。"

李斯特对手术助手的要求像对学生的要求一样高。有一次，他令助手颇为难堪。当时他正在病房里为病人治疗，让助

＊　Jupiter，罗马神话中的众神之王。

手递给他一把手术刀。助手递了一把手术刀过来，李斯特将刀刃抵在手掌上，仔细检查了刀刃，发现它有缺口。李斯特神情严肃，慢慢踱到房间另一头，把刀扔进了火里。然后，他又重复了一遍他的要求。助手又递给他一把手术刀，然而李斯特再次把它扔进了火里。"病人们都惊呆了，教授烧掉自己器械的场景可罕见得很；学生们都来了精神，一会儿看看李斯特，一会儿看看我，人群外沿的人也极为好奇，想要知道发生了什么。"[31] 这名助手事后写道。李斯特走回病床边，又一次要求一把手术刀。年轻的助手吓得瑟瑟发抖，第三次递刀过去。这一把终于合格了。李斯特直视助手的脸，训斥了他："你怎么敢递给我一把你都不愿意用在自己身上的刀，让我用在这个可怜人身上？"

李斯特对学生和助手要求严格是有原因的。使用消毒法处理伤口的每一次成功，都是推翻自然发生学说的例证。当他的学生清楚地看到感染并未发生时，他们就会明白生命不能从无到有地产生。李斯特在《柳叶刀》上发表的报告也许不足以说服其他外科医生相信微生物致病理论，但是他的学生们每一次跟随他走进医院病房，都能亲眼目睹消毒体系的有效性。眼见为实，李斯特用这样的教学方法创造了一批信徒：这些人在毕业之后，将打破大学的局限，把他的思想远播出去。追随李斯特的学生们——后来被称为"李斯特学派"——在不远的将来就会主导英国外科学机构及思想意识，虔诚地传播消毒学说。

　　李斯特于 1867 年公布的消毒体系只不过为他研究伤口腐败开了一个头。[32] 他继续用石炭酸做实验，并不断对自己的方法进行调整。事实上，李斯特的学生们——他们在观摩一次演示后，认准了某一种技巧，却会在下一次遇到他们的教授时发现他已然开发出了一种新方法——逐渐开始期待这些变化。对于他们而言，这突出了实验对于医学的价值，并展示了敏锐而精确的观察能够推动外科学的进步。

　　从一开始，李斯特就提倡全面的石炭酸消毒法，从手术器械到外科医生的双手，一切都要经过石炭酸的消毒——时间一长，这一流程也对他的皮肤造成了腐蚀。但即便缚线——在截肢手术中结扎血管或阻断动脉瘤的供血时，缚线是很重要的工具——在石炭酸里浸泡过，问题也依然存在。通常情况下，外科医生会将缚线系牢，并留出长度足以探出伤口的线头，有时是一头，有时是两头都探出伤口。这样做一部分是为了引流，一部分是方便在伤口愈合后拆除缚线。不幸的是，这种方法也为污染物打开了便捷的入口。

　　李斯特推断，既然他可以消除感染，那么就不需要引流，因此也无需让缚线延长到伤口外面。他需要的是一种强韧的材料，易于打结，能够保持完整直到任务完成，而且要么得是惰性的，要么得能被身体吸收。起初，李斯特选择了用石炭酸浸泡过的蚕丝，因为其表面光滑，应该不会刺激组织。他切开一匹马的颈部，用丝线系住了马的大动脉。6 个星期后，这匹马因为其他原因意外地死了。李斯特当时正因感冒卧病在床，只好请助手赫克托·卡梅伦帮忙剖开马颈左侧，当天晚些时候再去李斯特家里向他汇报。晚上 11 点整，卡梅伦将标本带给了病中的外科医生。李斯特硬撑着下了床，一直工作到凌晨，分离出缝线的部位。结果如他所料，蚕丝仍然在，但嵌入了纤维组织中。

很快，李斯特就等到了在病人身上测试丝线的机会。[33] 一名妇女来找他治疗腿部的动脉瘤。李斯特用浸泡过石炭酸的蚕丝绑住了给瘤体供血的动脉。病人活了下来，直到 10 个月之后，由于另一个动脉瘤破裂而死亡。李斯特取得了该病人的尸体，进行了尸体剖检。他发现，蚕丝已经被吸收了；然而，创口附近形成了一小团脓液，他担心这是脓肿的开始。显然，丝线不是他所期望的长期解决方案。于是，李斯特将注意力转向了另一种有机材料：肠线（catgut）。

"肠线"一词其实是误用。* 实际上，肠线通常是用绵羊或山羊的肠制成的，有时也可以用牛、猪、马、骡或驴的内脏制备。李斯特在给病人使用之前先在牲口身上进行了测试，这一次他选择了一头牛犊。他的外甥里克曼·约翰·戈德勒协助他完成了实验："那次手术的场景依然历历在目……剃毛并清理手术部位，一丝不苟地执行每一个消毒细节，包扎伤口用的是一条在石炭酸的油溶液里浸泡过的毛巾；同时，我外祖父的雪花石膏佛像一直在壁炉架上带着难以捉摸的目光思量着动物对

....

* 　catgut 字面意思为"猫肠"。

人类的服务。"[34] 一个月后，牛犊被屠宰了，牛肉被分给李斯特的助手们，动脉则被分离出来接受检查。用以结扎动脉的肠线已经完全被周围组织吸收了。

不幸的是，当他开始在病人身上测试肠线时，却发现人体对这种材料的吸收速度太快，以至于有让病人二次出血的风险。他用各种各样的石炭酸溶液进行测试，最终成功地减慢了吸收过程。等他将这篇报告发表在《柳叶刀》上之后，编辑们给他的评语是，肠线的意义"远不只是对手术实践的贡献"，因为它还证明了没有生命的有机材料能够被活体吸收。[35] 肠线很快就成了李斯特的消毒法的标准组成部分，而这只是他历年来用多种方式改进消毒体系的例子之一。

事实上，李斯特对改进肠线的痴迷贯穿了他的整个职业生涯。移居爱丁堡后，他开始用 300 页的对开笔记本细致地做实验笔记。到他退休时，这样的笔记本已经用了 4 本。这 4 个笔记本中的第一条笔记就是关于肠线的，日期为 1870 年 1 月 27 日。而 1899 年的最后一条研究笔记，也是关于这个主题。[36]

随着李斯特的方法不断演化，怀疑者借机大做文章，说他不断地调整他的体系相当于承认最初的体系不起作用。他们没有把这些调整视为科学方法正常演进的一部分。关于李斯特消毒体系的争论逐步升温。詹姆斯·Y. 辛普森再次投入论辩，就这个困扰全国医院的问题提出了一种带有宿命论意味的解决方案。他声称，如果医院内的交叉感染无法被控制，就应该定期拆除医院，再建新的。就连李斯特曾经的导师约翰·埃里克·埃里克森也同意这种观点。"一旦医院被脓血症彻底侵蚀，就不可能用已知的卫生手段将它消毒，就像我们无法给已长出蛆虫的过期奶酪消毒。"[37] 他说。埃里克森只能想到一个解决方案，而这并不是他昔日的学生所创建的消毒体系——他主张大规模地"拆除受到感染的建筑物"。

但是，尽管李斯特面临种种反对，他在战斗中依然找到了认识到其成果革新性质的志同道合的伙伴。在早期，他的消毒体系在欧洲大陆获得的支持比在英国的多得多，以至于在 1870 年，法国人和德国人都请求李斯特提供一些为法普战争伤员疗伤的指南。[38] 德国内科医生理查德·冯·福尔克曼（Richard von Volkmann），在他位于哈雷市的医院里——挤满了在战争中受伤的士兵，交叉感染十分严重，医院一度很快就得关门了——采用李斯特的方法并取得惊人的效果后，便成了消毒体系的狂热信徒。接着，欧洲的其他外科医生也开始使用李斯特的体系，包括一位名叫 M.H. 赛科斯托夫（M. H. Saxtorph）的丹麦人，他写信给李斯特告诉他成功的结果。李斯特借用这些证词来刺激伦敦那些对消毒法批评声最大的外科医生："诸如此类的结果在哥本哈根实现了，这或许会显得很奇怪——考虑到在英格兰的首都罕有进展。"[39]

慢慢地但是肯定地，在他自己的国家，支持他的外科医生也开始增加。其中一名支持者是托马斯·基思（Thomas Keith），他是卵巢切除术的先驱。这种手术需要打开腹腔，切除卵巢肿瘤，因此十分危险。在几乎整个 19 世纪里，卵巢切除术一直极富争议。敢于做这种侵入性手术的人被戏称为"开腹手"，因为他们会在病人的腹部做很长的切口，这种伤口常常会成为脓毒病的源头。[40]

在早先唐纳德·坎贝尔·布莱克攻击李斯特时，基思就曾站出来为李斯特辩护。布莱克不仅将李斯特的工作贬低为医学界的最新玩具，还在批评消毒体系时点了基思的名字。基思在《英国医学杂志》上回复了布莱克。与布莱克所暗指的相反，基思一直"完全按照我曾见过的李斯特先生的做法"包扎伤口，并且非常成功。[41]基斯的不满还有一个原因，布莱克本人也是格拉斯哥的外科医生，却在李斯特让格拉斯哥的医学院声名鹊起时攻击同事。在基思眼中，消毒体系是未来的发展方向："我想，我才刚刚开始意识到李斯特先生的消毒方法及用石炭酸浸泡过的动物缚线对手术来说意味着什么。"利物浦皇家医院的外科医生 E. R. 伯格史达也报告了多个他使用消毒法及肠线成功治愈的病例。他认为消毒法"让我们的艺术向完美迈出了一大步"[42]。

到这个时候，李斯特已经就格拉斯哥皇家医院的病人死亡率在引入消毒法后没有降低的指控做出了回应。他对比了他所负责的病房在使用石炭酸前后的死亡人数，也就是将 1864 年和 1866 年，与 1867 年至 1868 年进行了对比。他发现，在 1864 年和 1866 年，也就是采用消毒法之前，接受截肢手术的 35 人中有 16 人死亡，而在后来的两年里，接受截肢手术的 40

人中只有 6 人死亡。

这篇报告促使《柳叶刀》的主编呼吁伦敦的医院"公平而严格地"重新测试李斯特的杀菌方法。[43] 他建议让李斯特的学生来监督实验。格拉斯哥所取得的成就"理应可在伦敦被复制",这位主编总结道。于是,1870 年,首都成了众人瞩目的地方。

$\sim$

回到爱丁堡,刚刚取得外科医生资格的约翰·拉德·利森来到了约瑟夫·李斯特的家门口。[44] 这个年轻人显然十分紧张。他本就觉得李斯特遥不可及,而在他登上宽阔的台阶,走向前门时,他觉得这座房子本身"就像一座城堡,让李斯特显得更加难以接近了"。他来这里是想询问这位教授,能否把自己的名字列入李斯特手术助手的候补名单。尽管利森曾经在李斯特负责的病房见习过,但一直没有机会直接与这个他无比崇拜的人说话。

李斯特的管家——为人严厉,因而被戏称为"棍棒先生"——引着利森来到李斯特所在的私人书房,并为他们关上了门。这位年轻的外科医生发现自己身处一间气派的房间,里面陈设着带玻璃门的桃花心木书架和朝北的大窗户。李斯特从书桌后面站起来,向利森致以问候。利森则"本能地感觉到我面对着……崇高的化身"。用利森的话说,这位前辈露出了

"迷人而令人愉悦的微笑"，让来客感到放松。简短地交谈了几句之后，李斯特从书桌的一个抽屉里取出一本小账簿，在内页上写下了这个年轻人的名字。他告诉利森，来年冬天，他就可以开始做他的手术助手了。

利森准备转身离开时，注意到窗前的桌子上摆着一些古怪的事物。几排试管在阳光下闪闪发光，上面罩着玻璃罩，试管里盛着各色各样的液体，都是半满，管口塞着棉球：李斯特的玻璃花园。"那是一个我从未见过的奇特组合，我一点儿也猜不出它们是什么，或者上面为什么要塞上棉球，"他后来写道，"我见过的试管都是开放的，我不记得见过试管口被封起来。"

看到这个年轻的外科医生脸上突然闪过一丝兴趣，李斯特快步来到他身边，愉快地向他介绍了他那奇特的液体藏品。他向利森指出，有些液体浑浊发霉，另一些液体则很清澈。"我试图显得自己是因为了解而感兴趣，"利森坦白道，"但是却对这一切一无所知。"当教授开始就自己最近对腐败过程诱因的研究侃侃而谈时，利森只能惊叹，这位著名的外科医生居然有时间去做这些不相干且不寻常的事情。

利森希望在结束这次会面前能留下一个好印象，绞尽脑汁地想要找到一个他能多谈几句的话题。这时，他的目光落在了李斯特书桌上巨大的鲍威尔与利兰德牌显微镜上。他告诉教授，伦敦圣托马斯医院有一位受人尊敬的八旬示范教学者，他用的也是一台类似的仪器。李斯特的双眼闪烁着激动的光芒：提到显微镜"似乎把［他］拉回到现实世界"。他热切地向利森讲述了该仪器对手术的未来有多么重要。

　　"我当时一点儿也不清楚［显微镜］与塞着棉球的试管有什么关系。"利森事后坦白。尽管利森曾在伦敦最大、最先进的医院之一待过两年半，但这位刚刚取得资格的外科医生说，他"从未听说过微生物这回事……当然也丝毫不知道微生物与内科学或外科学有什么关系"。科学知识与方法论在医疗实践中的角色——这一领域从屠宰艺术向前瞻性学科转变的关键——尚未建立。不过，时运已经转到了李斯特的一边。

第 11 章　为女王治疗脓肿

他说出真理，千真万确；傻瓜们嗤之以鼻，继续祈祷。[1]

—奥利弗·戈德史密斯

　　1871 年 9 月 4 日，李斯特乘坐的四轮马车停在了巴尔莫勒尔堡大门口。这里是维多利亚女王在苏格兰高地规模宏大的庄园的中心。一天前，他收到了一封紧急电报，要求他前往这座皇家住所。女王病得很重。她的腋下长了一个脓肿，已经发展到橙子的大小，直径达 6 英寸。在赛姆去世后，李斯特就是整个苏格兰最有名的外科医生，因此在女王的健康受到严重威胁时，他自然就成了咨询对象。

　　维多利亚女王几周前就开始感到不适了，最初的症状是嗓子疼。不久，她的右臂开始疼痛并肿胀。在这段时间的日记里，女王伤感地写道："手臂没有起色，什么治疗都不奏效。什么方法都试过了。"[2]女王的内科医生越来越担忧，恳求她允许让外科医生参与。女王没有意识到情况有多严重，她面露难色，只是答应考虑一下。又过了数日，维多利亚女王渐感手臂的疼痛无法忍受，才终于同意了手术。

这位一丝不苟的外科医生带来了手术所需要的一切器械，包括他的最新发明：石炭酸喷雾。李斯特在几个月前设计出了这种设备，一部分是受英国物理学家约翰·丁达尔（John Tyndall）的一系列实验的启发。丁达尔让一束光穿过空气，向人们展示了空气中漂浮着大量的灰尘。他注意到，如果空气中没有灰尘，光束就会消失。于是，丁达尔通过加热制备了无尘空气样本，展示了暴露于该样本下的易腐溶液能够保持无菌状态，而与含尘空气接触的易腐溶液很快就会被细菌和霉菌污染。他惊奇地说，空气中的灰尘数量"从我们出生起的每一分每一秒，始终在我们的肺里翻搅"，并对它们可能会对手术器械造成的影响表示担忧。[3]李斯特听后，更加相信在医疗场景中应消灭空气中的细菌的观点。石炭酸喷雾应运而生，被用来在手术期间和术后更换敷料时给病人周围的空气消毒。不过，它还有另一个作用：李斯特认为，直接冲洗往往会损害皮肤，增加感染风险，而喷洒石炭酸能够降低用石炭酸直接冲洗伤口的需要。

最开始，石炭酸喷雾是一种手持设备，然而就像李斯特的所有发明创造一样，它后来又经历了几次改造。其中一次改造后的喷雾设备——被谑称为"汽驴"——是一个大型黄铜喷雾器，坐落在一个 3 英尺高的三脚台座上。喷雾器的手柄长达 1 英尺，可控制喷雾方向。整个设备的重量将近 10 磅，十分笨重，因此在手术室里长时间工作时，助手们需要轮流负责操作喷雾器的。李斯特教过的一个学生写道："爱丁堡的居民们逐渐习惯了看到［他］乘坐四轮箱型马车穿过街道，和他那强大的作战设备挤在局促的空间里。"[4]

尽管这个设备看上去有些滑稽，但在医学史上，石炭酸喷雾的应用是一个转折点。在此之前，批评者将李斯特的方法视为传统方法的拓展，即使用某种消毒剂来清洁伤口。然而，喷雾器昭示着李斯特承认细菌理论，特别是路易·巴斯德所提出的理论。到此时为止，几乎没有人研究过如何区分不同种类的细菌，更别提如何区分致病菌和无害细菌。直到几十年后，德国内科医生和微生物学家罗伯特·科赫（Robert Koch）发明了在一种在佩特里皿（其发明者朱利斯·佩特里是科赫的助手）里接种并培育细菌的技术，李斯特才不再使用石炭酸喷雾。通过这种方法，科赫得以将不同的微生物与特定的疾病一一匹配，提出了细菌有很多种类、每种细菌导致独特的临床病症的理论。也是用这一方法，科赫证明了经空气传播的病原体并非伤口感染的主要根源，也就是说，对空气进行消毒对预防伤口感染没什么用处。

然而，在 1871 年，李斯特仍十分热衷于给空气消毒。因此，当他奉命来到女王的病床边时，他也带来了石炭酸喷雾。当李斯特踏进女王在巴尔莫勒尔堡中的豪华寝宫时，他坚信自己的消毒体系能够挽救生命。尽管如此，用石炭酸为医院里的病人治疗或为自己的姐姐治疗，都与用它为女王治疗有巨大的差别。如果他的治疗对君主造成了不可逆转的伤害，他就会名誉扫地。维多利亚病情之严重一定曾令李斯特感到悚惧：如果脓肿恶化，可能会导致多种败血性病症，危及女王的性命。

维多利亚不情愿地允准了手术。事后，她在日记中坦白："我极为不安，因为我特别怕疼。虽然可以用氯仿，但剂量不能太大，因为我健康状况非常糟糕。"[5] 实际上，女王在整场手术中都保持着半清醒状态，因为李斯特考虑到女王的健康状况不佳，决定不用大剂量的麻醉剂。

李斯特请皇家内科医生威廉·詹纳（William Jenner）在旁协助，委托他在手术时操作石炭酸喷雾器。在李斯特开始消毒手术器械、自己的双手和女王腋下的患处时，詹纳也开始喷洒石炭酸喷雾，房间里充满了独特的甜甜的焦油香气。等到李斯特感到周围已经充盈着足够的消毒剂后，他才对着女王的脓肿深深地切了下去。血液和脓液立即从切口中涌出。李斯特仔细地清理了伤口，詹纳则持续地大力喷洒石炭酸，把每个人都笼罩在这种腐蚀性的白雾里。其间，这位皇家内科医生没控制好这架笨拙的珍奇设备，不小心把石炭酸喷到了女王的脸上。女王表示了不满，詹纳半开玩笑地应道，自己只是区区一个拉风箱的。手术结束后，李斯特仔细地包扎了伤口，让精疲力竭的女王休息。

　　第二天，李斯特为维多利亚更换敷料时，发现覆盖伤口的软亚麻布下面已经出现了脓液。他必须迅速采取措施来遏制感染。他的余光瞥见了喷雾器，有了一个主意。他取下设备上的橡胶管，放在石炭酸中浸泡过夜。次日清早，他把该橡胶管插入伤口中，使脓液排出。据李斯特的外甥描写，他的舅舅在接下来的一天"高兴地发现，除了少许清澈的血清以外，没有任何排出物［从伤口中］流出"。[6]李斯特后来称，这是他首次这样使用橡胶管引流。[7]无疑是这种巧妙的临时发明与消毒方法共同挽救了维多利亚女王的命。一个星期后，李斯特认为女王康复无虞，离开巴尔莫勒尔堡回到了爱丁堡。

　　重回课堂的李斯特跟学生们打趣说："先生们，在女王身上开过刀的人，我可是独一个！"[8]

　　约瑟夫·李斯特治愈维多利亚女王的消息传开后，越来越多的人开始相信他的消毒方法。女王允许李斯特为她手术，相当于给李斯特的消毒系统盖了皇家印章。此外，詹姆斯·Y.辛普森因心脏病去世，纠缠李斯特多年的唇枪舌战也画上了句号。

　　就在李斯特为皇室效力后不久，路易·巴斯德来到了伦敦。其间，约翰·丁达尔——最近刚刚去格拉斯哥参观了李斯特负责的病房——无意中向这位法国科学家提起，有"一

位著名的英格兰外科医生"在巴斯德的研究的引导下，为理解
腐败性和传染性疾病的原因做出了重要贡献。这是巴斯德第一
次听说李斯特这个人。他对此很感兴趣。

此后，李斯特和巴斯德长期保持着通信往来。[9]他们在信
中讨论自己的研究、理论和发现，互相表达了尊重。在李斯特
看来，他之所以能够理解创面脓毒症，是仰赖巴斯德提供的途
径。而在巴斯德眼中，李斯特在这一领域上取得的进展令人敬
畏。他写道："您操作的精确程度，[以及]您对实验方法的
完美理解都让我非常惊讶。"[10]他惊异于李斯特一边要照顾病
人，一边还能抽出时间来进行如此复杂的研究。"这对我来说
是一个完美的谜，"他在给李斯特的信里写道，"您既能投身于
费时耗力、精细入微的研究中，又能兼顾外科医生的职责，并
在一家大型医院担任外科主任。我找不出我们周围还有谁能创
造这般奇迹。"李斯特一直对科学方法抱有极大的信念，这句
话——尤其是在巴斯德这样备受尊敬的人笔下写出——对李
斯特而言是最大的赞美。

李斯特名声大噪，他的教室里因此挤满了来自世界各地的
学生和地位显赫的访客，专程来到爱丁堡观摩这位外科医师的
手术实践。他周游全国，向医学界人士宣传他的消毒体系的优
点。[11]就连伦敦也出现了鼓舞人心的报道。《柳叶刀》的号召
奏效了：首都的各大医院重新开始试验消毒体系的效果。比
起 19 世纪 60 年代末李斯特最初发布研究成果后不久，这一
次的结果更加令人振奋。圣乔治医院宣称，其医疗人员对李

斯特的方法更有信心了。米德塞克斯医院的医生们使用石炭酸和氯化锌都取得了积极结果，随后也表达了类似的观点。最有说服力的当属伦敦医院（London Hospital），那里的外科医生采用消毒体系后，在过去的一年中有近 50 场手术"引人注目，因为相对于创伤的严重程度而言，治疗所造成的干扰微乎其微"[12]。

尽管伦敦的医院对李斯特消毒方法的态度已经发生了可以察觉的转变，但还要等好几年，这些医院才会全面采用消毒法。主要原因在于，伦敦的许多外科医生尚未认可巴斯德的细菌致腐理论。伦敦的一位外科医生嘲讽李斯特及其开创性的工作：他会砰的一声关上手术室的门，以免"李斯特先生的细菌进来"。[13]《柳叶刀》发表了一封信，来信者署名"浪荡子"，在信中入木三分地刻画了这座城市缓慢推行消毒法的现状：

　　　　事实上，这是一个科学问题，而不是手术问题。因此，崇尚科学的德国人马上就采用了消毒法，对科学半信半疑的苏格兰人有点儿不情愿地采用了消毒法，固守陈规、经验至上的英格兰外科医生则对此既不欣赏、也不理解。多亏了他英格兰人的本能，他在相当长的时间里在很大程度上一直实践着一部分消毒体系，实乃病人之幸；但他只相当于一个谈论散文却并不理解散文的妇人。[14]

格拉斯哥和爱丁堡都各自拥有一家核心的医院和一所大

学，因此，说服这两个地方的医生采用消毒体系相对容易一些。伦敦的医学界相对分散，并且轻视科学思维。首都的临床教学也不像苏格兰那样普遍。李斯特抱怨道："如果我去伦敦，问一问那里是如何教授临床外科学的，我会发现与我们这里的教学体系相比，那简直是弄虚作假。我的依据不仅是我自己在伦敦学医的经历……也是许多访问过伦敦的外国人的普遍证言。"[15] 这是李斯特无法克服的障碍，除非他可以从内部改革整个体系。

有一个群体从来没有怀疑过李斯特的消毒方法：那些因为它而活下来的病人。一个曾在李斯特施行消毒体系前后都住过院的老人对比了他所看到的差异。他告诉李斯特："老弟，打我上次住院以来，你可是大有长进。"[16] 就连李斯特未曾治疗过的非业内人士，也听闻了他的方法所带来的奇迹。艾格尼丝·李斯特在给大姑子写信的时候，提到了一个男孩的故事。这个男孩在当地的铸造厂工作时被严重烧伤，是石炭酸救了他的命。事故发生当天，帕特里克·赫伦·沃森（Patrick Heron Watson）——曾是李斯特手下的住院外科医生——前来拜访李斯特。他告诉李斯特夫妇"他不认为这个男孩能够康复"，艾格尼丝写道，"但是在石炭酸的帮助下，他正在康复，多家铸造厂对此病例都很感兴趣"。[17] 事实上，不少工厂都派了工人代表前往医院，亲自去看那个男孩。艾格尼丝接着写道，结果，"男孩的雇主聘请沃森医生为工人的外科医生，并付给他每年 300 英镑的薪水"。另一名曾与李斯特一起工作的住院外科医生后来写道："如果说同行的认可来得很慢，对于经历过新旧两种体系的病人来说，其间差异很快即一目了然。"

1875 年，李斯特携艾格尼丝巡游欧洲，在各地演示他的方法，受到了极大欢迎，声望渐隆。采用了他的体系的病房因其"清新、健康的空气"和"毫无异味"而广受好评。《柳叶刀》形容李斯特在德国各个大学城——他的系统在德国尤为受欢迎——的访问为胜利游行。然而，有一个国家一直没有认可李斯特消毒方法的价值：美国。

事实上，李斯特的方法在一部分美国医院是被禁止的；很多医生认为他的方法没有必要，并且过于复杂繁琐，这是由于美国的医生尚未接受腐败过程的细菌理论。即便到了 19 世纪 70 年代中期，李斯特的理论和技术已经屡屡见诸美国的医学期刊，美国医生对创口护理和感染的理解依然毫无进步。从整体上看，美国医学界视李斯特的消毒方法为骗术。1876 年，李斯特迎着大西洋彼岸的怀疑态度，应邀前往费城，准备在国际医学大会上为他的方法辩护。李斯特知道，想要扭转美国的态度，就必须亲力亲为地传扬自己的成果。事实证明，说服美国人相信消毒法的价值并不像他所想象的一样一帆风顺。

在女王接受手术的五年后，李斯特已经准备好直面美国的批评者。1876 年 7 月，他登上了塞西亚号——最后一艘著名的拥有全套帆具及蒸汽动力的冠达轮船——从利物浦起航，前往纽约。这条航线通常耗时 10 天，但在途中，邮轮遇上突起的狂风，中帆桅杆被吹成了碎片，导致航程延误数日。这只不过是这位外科医生在美国之旅中遇到的第一个阻碍。

1876 年 9 月 3 日，李斯特从纽约前往费城的火车上走下来。尽管他一向不爱虚荣，但时年 49 岁的外科医生还是遵循了时尚潮流：他将一头卷发梳成偏分式样，蓄着精心修饰的络腮胡，这会儿他的头发和胡须已变得花白了。他的穿着较为传统：剪裁合体的西装背心，配上浆得笔挺的高翼领。李斯特走入了陌生的环境中。这座城市正处于欢乐热烈的气氛之中，挤满了前来参观费城百年博览会*的人。

李斯特在月台上看到了售卖小型雨伞的小贩，这种雨伞既可以让人免受烈日暴晒，又可以遮挡这个季节偶尔倾盆而下的雷雨。它还能被安装在绅士帽上，通过粘贴在肩上的胶带来调节位置。此外，小贩还售卖手持风扇、清凉的"北极"饮料和杯装冰块。身穿便装外套、戴着软趴趴的领结的男孩们向新来的旅客推销旅行指南，一本 5 美分；这些旅客很快就会在博览会的奇异展品前流连忘返，惊讶得张大嘴巴了。

此时自《独立宣言》在费城签署已过了一百年。恰逢百年纪念之际，整座城市充满了爱国自豪感。费城百年博览会的宗旨是宣扬美国在科学和工业领域的领导地位。在一个人们热衷

---

* 又称费城世界博览会，是美国首次此类国际博览会，于 1876 年 5 月至 1876 年 11 月举行。

于用大型博览会来庆祝科学与进步的时代，这一次费城世界博览会比李斯特曾与父亲一同参观的 1851 年伦敦世博会的规模更为宏大。其特色是来自全世界 37 个国家的 3 万件展品，分布在壮观的 450 英亩土地上。整个场地中曲折铺设着总长达 80 英里的柏油道路，在酷热的天气下熔化并冒着泡。园艺厅和农业厅之间有 150 码的距离，铺设有世界上第一条单轨铁路，供参观者在两个展厅之间往返。参观者目瞪口呆地注视着稀罕的异域动物，包括一头身长 15 英尺的海象、一头北极熊和一条鲨鱼，旁边还展示着用来捕获它们的武器。

此次博览会的焦点是机械馆，参观者皆惊叹于这个时代的工程学奇迹。电灯和电梯都由 1 400 马力的科利斯蒸汽机提供动力——这是有史以来最大的蒸汽机，重达 650 吨。展品还包括火车头、消防车、印刷机、庞大的采矿设备和幻灯机。一些最新的产品是首次在公众面前亮相，比如打字机、机械计算器和亚历山大·贝尔发明的电话机。

到了 9 月，博览会的日均人流量达到了惊人的 10 万人。然而，这位横跨 4 000 多英里的海洋来到美国的英国外科医生心中只有一个目标：证明他的消毒体系的优点。李斯特穿过人群，他已经为在国际医学大会上等待他的挑战做好了准备。

邀请李斯特在大会上演讲的，正是在大西洋彼岸对他批评声最高的人。[18] 塞缪尔·D. 格罗斯（Samuel D. Gross）是一位杰出的美国外科医生，他不相信世界上有细菌这种东西。格罗斯十分抵触李斯特的消毒体系，以至于一年前，他曾委托一名画家，用油画来表现他对手术行业现状的信心。这幅画就是《塞缪尔·D. 格罗斯的画像》（后更名为《格罗斯医生的临床课》），画家托马斯·伊肯斯（Thomas Eakins）在画中描绘了一间阴暗、肮脏的手术室。格罗斯位于画面中心，正在给一个患股骨骨髓炎的男孩做手术。周围是几名助手，其中一名助手正在用沾血的手指处理病人的伤口。画面的前景中陈列着未经消毒的手术器械和绷带，助手们随时可以用他们肮脏的双手取用。整幅画的每一处细节都与李斯特的消毒方法背道而驰。

虽然采用李斯特消毒体系的外科医生非常之少，但也不是没有。比如乔治·德比——后来成为哈佛大学的卫生学教授——在李斯特的研究成果最初刊登在《柳叶刀》上时，就看到了这些论文。数周后，德比收治了一名大腿中部开放性骨折的 9 岁男孩。他先为男孩固定了股骨，然后在包扎伤口时使用了石炭酸。他报告称："四周后，[经石炭酸浸泡的绷带] 被拆下，暴露出一处浅表性溃疡，呈圆形，直径为半英寸。又过了数日，溃疡结成硬痂。截至本文写作时……腿骨已完全愈合。"[19] 德比在波士顿医疗改进协会的一次会议中讨论了这一发现，并于同年 10 月 31 日将观察结果发表在《波士顿医学和外科杂志》上，文中称，处理的灵感源于"格拉斯哥的利斯特 [原文如此] 先生"。[20]

无独有偶，麻省总医院的乔治·盖伊（George Gay）也在 3 名开放性骨折患者的治疗中使用了石炭酸。"其伤口处理方式，"盖伊解释道，"本质上采用了李斯顿 [原文如此] 先生的方法。"[21] 年轻的盖伊声称，他在研究中所遇到的"一切化合物都不具备"石炭酸的消毒特性。盖伊对李斯特的消毒法深信不疑，麻省总医院的另外两名外科医生也是如此。在同一时期，这两名医生在至少 5 个病例中使用了石炭酸。当然，一个人在改变历史进程的时候，总少不了诋毁者。在盖伊及两名同事尝试采用石炭酸后不久，麻省总医院首席外科医生亨利·雅各布·毕格罗——其曾出席 1846 年历史性的乙醚麻醉手术，是一个严苛而守旧的人——禁止在医院里使用李斯特的消毒体系。他甚至威胁要开除那些无视禁令的人。

格罗斯请人专为传统手术创作的画作油彩未干，李斯特便踏上了这片对消毒法持高度怀疑态度的土地。此时美国刚刚经历了内战，由于战争所致伤残没有得到正确处理，成千上万的人因此丧命。在战争期间，美国外科医生的操作依然颇为粗糙，伤口感染不受遏制地发展。超过 3 万联邦军官兵因手臂或腿中弹而被战地医生截肢，这些医生中有很多人几乎没有处理创伤的经验。更糟糕的是，手术环境也十分肮脏。战地医生顶多会用脏抹布擦去手术刀和手术锯上的血迹——如果擦的话。他们自己也很少洗手，常常用沾满前一名病人的血肉的手直接开始下一场手术。在亚麻和棉短缺时，战地医生就用冰凉潮湿的泥土来填塞创口。当伤口无可避免地化脓时，人们会认为这种脓是健康的、值得称赞的。很多外科医生在参军前从未观摩过大型截肢手术，也没有治疗枪伤的经验，因此接受他们治疗的官兵可以说是十分不幸。

和战争一样可怕的是，随军内科医生和外科医生在治疗数不胜数的战场伤残病例时获得了丰富的临床经验，这个过程促进了美国医学外科学的专门化。最重要的是，他们积累了行政管理技能，得以组织救护队并拥有专门的医用列车。内战结束后不久，退伍战地医生纷纷开始筹划、管理和经营各大综合医院。这一背景让整个外科学行业的手术规程趋于一致，同时也准备好了迎接一种全新的手术艺术。

9月4日中午，约瑟夫·李斯特同国际医学大会的众多参与者一起，来到了宾夕法尼亚大学华丽的附属教堂。这是大会的第一天，人们一上来就对消毒体系展开了攻击。李斯特坐在听众席的第一排，听着发言者一个接一个地抨击他所相信的一切。一名来自纽约的内科医生指出，没有令人满意的证据能够证明细菌必然与霍乱、白喉、丹毒等传染病相关。[22]一位来自加拿大的医生这样警示大家："难道我们不应该警惕，李斯特教授推荐的这种治疗方法可能会让外科医生忽略其他的关键之处？"[23]最后一击来自一位经受了美国内战考验的英雄，弗兰克·汉密尔顿（Frank Hamilton），他当面斥责了李斯特。"绝大部分美国外科医生并未采取你的方法，"汉密尔顿站在讲台上，俯视着这个来自英国的外科医生，"至于是因为缺乏信心还是为了其他原因，我就不知道了。"[24]

等到大家一个一个地发表完抨击言论，所有眼睛都望向了引发争议的人本身。不过，李斯特得等到大会第二天才能回应对手。第二天，预定的演讲时间到了，李斯特走到教堂的前面，他确信他的体系可以挽救此时此刻正在医院里垂死的成千上万的人，并已经准备好为之辩护到底。他先对听众表示了欣赏："美国内科医生在创造上的天赋和实操中的胆大及高超技艺举世闻名。"[25] 已在手术中应用的麻醉技术，就要归功于他们。在接下来的两个半小时里，李斯特讲解了消毒法的益处，重点强调了灰尘、细菌、脓和伤口是怎样相互影响的。他在演讲中大量运用了有趣的示范、引用了真实病例。他的结论言简意赅：如果在手术中注意消灭细菌并在手术后防止伤口接触细菌，伤口就不会化脓。"腐败过程的细菌理论是整个消毒体系的基础，"李斯特对听众说，"所以，如果细菌理论是正确的，那么必然可以推出，消毒体系意味着摒除一切致腐有机体。"

倘若李斯特最初尚抱有一丝希望，想要用环环相扣的论证来转变美国听众对消毒体系的看法，那么此刻等待他的就只有失望。一名听者认为他精神错乱了，"脑袋里进了蚱蜢"。[26] 其他人则批评他的演讲过于冗长。"已经很晚了，"一名批评者抱怨道，"我只想指出几个与［细菌］理论相悖的事实……该理论称，一类微小的活有机体……在疾病的过程中起了关键作用。"[27] 不过还是塞缪尔·D. 格罗斯——为了推翻其理论而邀请李斯特到国际医学大会上演讲的人——做出了总结性陈述："在大西洋的这一边，见多识广、经验丰富的外科医生对李斯特教授所谓的治疗方法，几乎全然不相信。"[28]

想让美国医生对消毒体系心服口服的李斯特不会这么轻易

地放弃。大会之后，他坐着火车横跨美国，从费城一路去了旧
金山，然后又回到费城。他沿途访问了若干城市，向济济一堂
的外科医生和医学生介绍消毒法的价值。这一批听众中有许
多人回去在自己的病人身上尝试了消毒体系，并取得了良好
效果。

在芝加哥，接待李斯特的是他在格拉斯哥治疗过的病人。[29]
这名病人当时在磨坊里受了伤，虽然恢复得不错，但事故还是
让她丧失了继续从事体力劳动的能力。考虑到她的前途，李斯
特和这名病人的雇主交涉，替她争取到了设计部门的实习。她
在新岗位上表现出色，公司把她派到了美国。在李斯特参加费
城展览会的数年前，她曾负责在芝加哥的一个展览会上展示公
司的产品。在那里，她认识了一名年轻的美国制造商，与他结
了婚。听到李斯特来美国的消息后，她十分激动地接待了这个
曾经救了她性命的恩人，敞开家门欢迎李斯特的到来。

访问快要结束的时候，李斯特在纽约市的布莱克威尔岛
（今罗斯福岛）做了一场手术。邀请李斯特的是著名外科医生
威廉·范布伦（William Van Buren），他前不久刚在费城听了李
斯特的演讲。尽管人们在会上对消毒体系进行了激烈的批评，
但还是有一小部分人私下里支持李斯特。例如威廉·W. 基恩
（William W. Keen），神经外科手术的先驱，在国际医学大会召
开的一个月后就采用了消毒法。基恩后来回忆，"对我而言，
消毒法让手术从炼狱变成了天堂"，还表示自己永远都不会弃
用消毒法。[30] D. 海斯·阿格纽也参加了大会，并采用了李斯特

的方法。不久后，阿格纽在著作《手术原理与实践》中强调了消毒的重要性。还有就是范布伦了，他对李斯特的演讲印象非常深刻，甚至专门邀请李斯特做一场手术，好让学生们学习。到了手术的日子，李斯特走进慈善医院（Charity Hospital）的礼堂，惊讶地发现到场的范布伦的学生有上百人。"没想到我能在这么多学生面前演讲，"李斯特对大家说，"我感到荣幸之至。"[31]

李斯特准备在一名腹股沟处长了硕大的梅毒性脓肿的年轻人身上演示消毒技术。在病人接受氯仿麻醉时，李斯特在一个盛满了石炭酸的盆里浸了一下双手和手术器械。在准备过程中，由于礼堂过于拥挤，一名旁观者打开了窗户，风吹了进来。人群马上安静了下来。李斯特让一名志愿者在手术台上方喷洒石炭酸。正当他要切第一刀时，一阵微风吹过，带走了飘浮在空气里的溶液。他看了一眼窗户，命人把窗户关上，并用这个小插曲来提醒观众，在使用消毒法时再小的细节也必须要密切注意。然后他才开始手术，仔细地切开了感染的脓肿，排干脓液，用石炭酸冲洗创面，最后才用消毒过的绷带把腹股沟和大腿包扎起来。李斯特讲述的内容被在场的一名学生逐字逐句地记录了下来。[32] 演示结束时，礼堂中掌声雷动。

回英国之前，李斯特来到了波士顿，并取得了意外收获。他在波士顿见到了亨利·J.毕格罗，也就是在麻省总医院禁止使用消毒技术的人。毕格罗没有参加费城的医学大会，只是读过关于李斯特演讲的报告。虽然他依然不相信细菌的存在，但李斯特对消毒体系的投入和对病人细致入微的照料令他印象深刻。毕格罗邀请李斯特到哈佛大学演讲。在场的医学生们热烈地欢迎了李斯特。没过多久，这位美国外科医生自己开了一场讲座。在讲座上，他对这种"新兴学说"大加称赞，并坦白自己被李斯特的消毒体系说服了："我明白了外科医生的职责……是毁灭真正的入侵者［细菌］，有效阻挡其同盟的进军。"[33]

有了毕格罗的支持，麻省总医院成了美国第一家将石炭酸手术消毒法列入标准规程的医院。对于这家数年来禁止使用李斯特消毒方法，甚至威胁要开除其践行者的医院来说，这可以称得上是一次彻底的逆转。

李斯特回到了英国。在美国之旅的后程，那些对他的消毒体系更积极的回应令他精神振奋。他抵达爱丁堡时是 1877 年 2 月，不久即传来了著名外科医生威廉·弗格森爵士去世的消息。威廉·弗格森爵士是伦敦国王学院的外科学教授，工作了整整 37 年。弗格森去世后，伦敦国王学院开始就这个职位与李斯特接洽。在英国和全世界都在渐渐接受消毒法的同时，李斯特的名气也越来越大。涌向他的课堂的学生人数屡创新高。外国的著名人士也不远万里地来到李斯特的病房里，观摩他的手术。尽管伦敦国王学院还可以提拔弗格森的同事约翰·伍德（John Wood），但大学理事会还是倾向于让一个名气更大的人来填补这个空缺。他们能想到的最合适的人，就是约瑟夫·李斯特。

不难想象，李斯特有他自己的顾虑。他担心一旦到了伦敦，就会失去他在爱丁堡时的自由。在回复伦敦国王学院理事会成员的非正式邀请时，李斯特提出了一些条件。他称，如果他接受了伦敦国王学院的职位，目标将是在整个首都推广他的消毒体系。他还希望能实施一种更有效率的临床教学方法，把重点放在操作演示和实验上。

在爱丁堡这边，当李斯特正与伦敦国王学院协商并可能跳槽的消息传出之后，李斯特的学生们深受打击。一次临床课结束时，他们交给李斯特一份正式的请愿书，上面有 700 多名学生的签名。一名学生代表，艾萨克·贝利·巴尔弗（Isaac Bayley Balfour），朗读了请愿书："我们热切地把握住这次机会，对您表达深深的谢意，我们从您的临床教学中汲取了无价知识。……很多人已经走在了前面，很多人依然在路上，决心要将您的原理……也就是您所建立的手术体系投入实践、发扬光大。"[34] 学生中爆发出一阵喝彩，对这一观点表示赞同。等大家安静下来，巴尔弗继续读道："我们学院的福祉与您的存在是不可分割的，因此我们真诚地希望……您的名字能够永远与爱丁堡医学院联系在一起。"李斯特被学生们的举动深深打动了。他告诉大家，如果只能采用首都现有的手术临床教学方法，哪怕能够取得在伦敦私人执业的最高地位，他也不会接受国王学院的职位。

很快，国内多家报纸报道了学生们的呼吁和李斯特的回应。李斯特公开批评伦敦现行的教育方法一事传到了伦敦国王学院，理事会勃然大怒。《柳叶刀》称李斯特"已将体面和品位抛诸脑后，未曾受到正式邀请，却公然轻蔑地拒绝"。[35] 短短几周后，国王学院的理事会就让约翰·伍德接过了弗格森的职位。

然而，李斯特在伦敦的朋友们并没有放弃争取。既然没有收到正式邀请，那么李斯特的回应也谈不上是正式的拒绝。同年 4 月，理事会收到了一份决议案，起草人请求为临床外科学设置第二个主任职位，并让李斯特担任这一职位，因为"这对学院很有益处"。[36] 这一次，理事会表现得更冷静——可怜的伍德就不太乐意了，他并不愿意和另一位外科医生分享他的角色。5 月，李斯特来到伦敦与理事会见面，并提出了 13 个条件。李斯特毫不退让地讲明，他希望能够完全掌控他的病房和教室，学院在他和伍德身上所花的费用也应该平均分配。大学理事会不情愿地接受了他开出的条件，因为他们明白，如果在教职员名单上添上这位著名教授，能大大提高学校的声誉。没过多久，李斯特就正式成为了伦敦国王学院临床外科学的教授。

这一刻，李斯特百感交集。在将近四分之一个世纪里，他一直期待着回到伦敦的那一天。而现在，50 岁的他终于得到了这个机会。不过，在事业巅峰期离开爱丁堡，回到伦敦从头开始，也并不是一件容易的事。几十年前，吸引李斯特回到首都的是物质奖励和自我提升的机会；而现在，吸引他的则是伦敦医学界对消毒体系的顽固怀疑。他必须要扭转这些怀疑者的认识，就像他在格拉斯哥、爱丁堡和美国各地所做的那样。

1877 年 9 月，李斯特低调地离开了这座苏格兰城市，正是在这里，他在伟大导师詹姆斯·赛姆的指导下爱上了手术这门血腥凶残的艺术。在赶赴火车站之前，李斯特来到皇家医院进行了最后一次巡房，向最后接收的一批病人告别。他最后一次走在皇家医院的走廊上，打量着这里发生的明显变化。他相信，把这里交给自己的学生们是安全的，他们足以承担起在这家医院里执行消毒体系的任务。挤满日渐衰弱的病人的肮脏病房变得焕然一新，沾满血污的围裙、浸满体液的手术台消失了，未经清洗的手术器械也不见了，那些让手术大厅散发着萦绕不去的"地道医院味儿"的事物都烟消云散了。皇家医院已经变得明亮、干净、通风良好。这里不再是"死亡之家"，而是成了"康复之家"。

尾声　愚昧的帘幕被掀开了

外科学，哪怕待它作废后又过了许久，也会被铭记为医学的荣耀。[1]

——理查德·塞尔泽

1892 年 12 月，约瑟夫·李斯特来到巴黎，参加路易·巴斯德的 70 岁寿宴。来自世界各地的数百名代表共聚索邦大学，向这位科学家致敬，并代表他们各自的国家表达对巴斯德在整个职业生涯中做出的突破性贡献的钦佩。李斯特不仅是作为伦敦皇家学会和爱丁堡皇家学会的代表，也是作为巴斯德的朋友和智识上的伙伴出席的。

在这个冷冽的冬日，李斯特和巴斯德走进索邦大学，两人都是各自领域的泰斗。除了国外权贵之外，数千名本地民众也参加了庆典。尽管整体气氛喜气洋洋，但是私下里却并没有这么美好。两人都上了年纪，已似风中残烛。李斯特此时已经65 岁，到了伦敦国王学院教授的强制退休年龄。过不了几个月，他的妻子、37 年来的生活伴侣将与世长辞，给他留下一个永远无法填补的空缺。巴斯德则刚刚经历了一次中风——这是他第二次，也是倒数第二次中风。有一次，在给伦敦的李斯特写的信中，巴斯德对他的病痛进行了深思："我的言语障碍已经好不了了，就像我的左侧偏瘫也好不了了。"[2] 在庆典举行的当天，这位智识上的巨人步履蹒跚地踏上讲台，已经不能在无人协助的情况下顺利地移动身体了。

李斯特在致辞时称颂了这位法国科学家。他一如既往地谦逊，极力淡化自己在手术改革中的作用。相反，他称巴斯德为医学"掀开了愚昧的帷幕"。"你改变了外科学……让它从全靠运气的危险之举成为安全可靠的科学，"他这样称赞巴斯德，"你是新一代讲究科学的外科医生的领袖，医学界每一个聪明善良的人——特别是在苏格兰——都敬重你、依赖你，很少有人能与你相比。"[3] 若非由于说话能力在中风后严重受损，巴斯德很可能会对李斯特说出一模一样的评价。

李斯特的颂词结束后，听众席爆发出了雷鸣般的掌声。巴斯德在助理护士的协助下从椅子上站了起来，拥抱了他的老朋友。根据这场庆典的一份官方记录，这一幕"就像以拯救人类为目的的科学家情同手足的生动体现"[4]。

这是两人最后一次见面。

———

在李斯特的理论和技巧被医学界接受后，他又活了好几十年，最终被歌颂为外科手术的英雄。他被指定为维多利亚女王的常任私人外科医生——"常任"一词喻示这是一个永久职位。在他生命的最后几十年里，种种官方荣誉接踵而来。他获得了剑桥大学和牛津大学的荣誉博士学位。他还得了布岱奖（Boudet Prize），奖励他为医学做出了重大贡献。没过多久，李斯特参加了在伦敦举办的国际医学大会。此时他的处境与短短五年前在费城第一次参加国际医学大会时已截然不同，在聚集在英国首都的医学界人士当中，他的声誉和对他方法的接受度都处于巅峰。他不仅被封为从男爵（baronet），还当选为皇家学会会长；他被升格为贵族，获得了"莱姆里吉斯的李斯特勋爵"的头衔；他协助建立了一个医学研究机构，后来以他的名字命名为"李斯特预防医学研究所"；在他去世前的十年里，他被任命为枢密院官员，并因在科学和医学领域的成就而被授予功绩勋章。

关于微生物的新认识增强了维多利亚时代的公众对清洁的关注，新一代石炭酸清洁产品及个人卫生用品大量涌入市场。其中最知名的大概是约瑟夫·约书亚·劳伦斯（Joseph Joshua Lawrence）医生于 1879 年发明的李施德林（Listerine）。劳伦斯在费城听了李斯特的演讲，从中得到灵感，不久之后便在圣路易斯市的一家老雪茄工厂里开始制造消毒剂。劳伦斯的配方里除了桉油精和薄荷醇外，还有麝香草酚（苯酚的衍生物）。此外还有浓度为 27% 的酒精。

要不是药剂师兼企业家乔丹·惠特·兰伯特（Jordan Wheat Lambert）1881 年与劳伦斯会面时发现了李施德林的潜力，这种溶液可能会继续默默无闻下去。[5] 兰伯特向这名良医购买了该产品的配方和生产权，将其定位为一种多用途消毒剂，作用包括治疗头屑、清洁地板、甚至治疗淋病。1895 年，兰伯特将李施德林作为口腔消毒剂推荐给牙科专家，这一用途经久不衰，沿用至今。

在消毒热潮中，随之而来的产品还有石炭酸皂、石炭酸通用消毒剂（通常是纯净的苯酚，瓶子上印着使用说明）和石炭酸洁牙粉。卡尔弗特牌石炭酸牙洁粉成为家庭必备，甚至吸引了维多利亚女王的惠顾。在美国，伊利诺伊州的一名医生首次使用石炭酸注射来治疗痔疮——一种很成问题的做法，常常会使病人数周无法行走。石炭酸的奇妙特性名声大噪，甚至还有人专门为它写了一首歌：艾奥瓦州药剂师克拉伦斯·C.威利（Clarence C. Wiley）于 1901 年写了一首拉格泰姆调民歌，名叫《石炭酸之歌》，以标准乐谱和自动演奏钢琴的打孔纸卷两种形式出版，并受版权保护；威利也因此出了名。

但是，消费者的安全没有得到保障。1888 年 9 月，《亚伯丁晚报》报道，在一次事故中，13 人石炭酸中毒，其中 5 人死亡。后来，英国的法规禁止向公众出售高纯度的有毒化学品。在 1892 年的一次企业诉讼中，石炭酸也成了焦点。遇到麻烦的产品名叫石炭酸烟丸（Carbolic Smoke Ball），在 1889 年至 1890 年间导致约 100 万人丧生的流感大流行的余波中，这种产品开始在伦敦售卖，号称能预防流感。该产品由一个装满石炭酸的橡胶球和一根橡胶管构成。使用时先将橡胶管插入鼻孔，然后挤压橡胶球，以释放蒸汽。这会导致流鼻涕，产品理念称这就是感染被冲洗出来了。

作为一种认为没有人会当真的公司营销策略，石炭酸烟丸的制造商打广告称，假如有谁用了产品却没有效果，他将得到 100 英镑的赔偿——这在当时是一笔不小的数目。这种算盘可是打错了，并导致了一场诉讼。石炭酸烟丸公司解释说这则广告"纯属虚张声势"，但主持诉讼的法官未接受这种说法，认为广告向客户做出了明确的承诺。法官勒令该公司向一位购买了烟丸但还是患了流感的顾客支付赔偿，这名顾客名叫路易莎·卡利尔（Louisa Carlill）。时至今日，该案例仍是法学生在学习合同义务基本原则时常常遇到的例子。

从李斯特的工作衍生出的产物中，最令人惊讶的莫过于一家现在举世闻名的公司。和李施德林的发明者一样，罗伯特·伍德·约翰逊（Robert Wood Johnson）最初接触到消毒知识，就是在费城国际医学大会上听李斯特演讲的时候。

罗伯特受演讲的启发，同他的两个弟弟爱德华和詹姆斯联合成立了一家公司，以李斯特的方法为基础，制造了第一批批量生产的无菌手术绷带和手术缝合线。他们将公司命名为强生公司（Johnson & Johnson）。

但是，李斯特所留下的最持久的遗产，是其思想的广泛传播，这在很大程度上须归功于他数量虽少但心意坚定的学生——李斯特学派核心成员——也要归功于李斯特自己在关于消毒体系的长期争论中不懈的坚持。李斯特退休之前，身后经常跟随着一群严肃、虔诚的学生，排在最前面的一个高高地端着神圣的石炭酸喷雾器，作为代表导师非凡成就的神器。为了接受这位伟大外科医生的指导，学生们从世界各地前来，包括巴黎、维也纳、罗马和纽约。然后，他们把李斯特的思想、方法和坚定不移的信念带回到自己的国家，深信通过正确运用细致的、经过反复推敲的技巧，就能让手术挽救更多的生命，而不是在无意间夺人性命。

医学界采纳了李斯特的消毒体系，再明白不过地说明人们已经接受了细菌理论，标志着医学与科学相融合的划时代时刻。托马斯·伊肯斯——《格罗斯医生的临床课》的绘制者——于1889年又画了一幅相同主题的油画，《阿格纽医生的临床课》。这一次，画中不再有阴暗肮脏的手术室和身上沾满血的外科医生，而是向观众展示了一个明显更干净、更明亮的手术环境，参与者均身穿纯白大衣。《阿格纽医生的临床课》描绘了消毒法和卫生学的具体实现。这是李斯特清毒法的胜利。

随着时间的流逝，医疗程序发生了从消毒（杀死细菌）到无菌（无菌操作）的过渡。而要求用无菌操作代替消毒法的，正是李斯特整个体系所基于的理论。但是，李斯特反对这种转变，因为他认为无菌——在手术开始之前对患者附近的所有东西进行严格灭菌——在严格控制的医院环境之外不易实现。他认为，手术不论在餐桌上进行，还是在手术室中进行，都应当安全；而在病人家里做手术时，消毒法是唯一可行的解决方案。

李斯特不是不承认医院的重要性，而是认为医院只是为穷人提供医疗护理的地方。后来，李斯特曾经的学生盖伊·西奥多·伦奇（Guy Theodore Wrench）辩称，如果没有他的导师的工作，医院可能会彻底不复存在。"大型医院被废弃，棚屋医院取而代之，"伦奇写道，"在这个紧要关头，李斯特的成果……不仅救了患者，还挽救了医院。它防止了……穷人彻底失去手术治疗机会的退步。"[6] 但是，尽管医院如此重要，李斯特并不认为他的整个职业都是（或应该是）基于医院的；他认为，那些有钱人还是会在医院的墙壁之外，在自己家中或私人诊所接受治疗。

在李斯特的生命即将走到尽头时，他表达了一个愿望：如果后人想讲他一生的故事，只讲他在科学上的成就就足够了。这位已经 81 岁高龄的外科医生在他的遗嘱中——立遗嘱的日期为 1908 年 6 月 26 日——要求外甥里克曼·约翰·戈德利和侄子亚瑟·李斯特替他"整理［他的］科学草稿和草图，将没有永久科学价值或重要性的东西销毁或丢弃"。[7]

李斯特误以为他个人的故事与他在科学和外科学上的成就

无关。创意从来不是在真空中产生的，李斯特的一生正是这一真理的体现。从透过父亲的显微镜透镜进行观察的那一刻，到被维多利亚女王授予爵位的那一天，他的生活一直受到他身边的环境和周围的人的影响。和所有人一样，他看待世界的视角受他敬仰之人影响：约瑟夫·杰克逊，既是负责任的父亲，也是杰出的显微镜专家；威廉·夏培，伦敦大学学院的教师，鼓励他前往爱丁堡；詹姆斯·赛姆，他多年的导师，同时是他的岳父；还有路易·巴斯德，给了他解开19世纪最大的医学谜团之一所需的钥匙。

在1912年2月一个寒冷的冬日清晨，李斯特安详地离开了这个世界。他的床边还有一些未写完的文章，题目是化脓的本质与原因——他从学生时代起就为这个主题着迷。在最后的日子里，即使他的视力和听力都大不如前，李斯特仍然与他周围的科学世界保持接触。在他死后，几乎他所有的遗愿都被实现了，只有一个例外。他的私人及家庭通信没有被销毁，而是被他的外甥保存，并用在了李斯特的传记中。戈德勒的书第一次给了人们一个窥见李斯特内心圣殿的机会。

有一次，约瑟夫·杰克逊提醒儿子，能够成为将消毒体系介绍给"汝之凡人同胞"的媒介，是上帝的恩赐。这证明李斯特的一生是自我奉献的、一心一意的，而普通大众受约瑟夫·李斯特的恩惠真真切切是无法估量的。他的先驱性工作让手术的结果不再任凭偶然左右。从此以后，医疗行业的定义改变了，知识胜过了愚昧，勤奋压倒了疏忽。[8] 在术后感染的问题上，外科医生拥有了主动权，不再听天由命。外科医生所追求的不再是下刀快，而是仔细、符合规律和精确。[9]李斯特的方法将手术从屠宰术转变为现代科学，让新创的、经过试验的方法取代了老一套的常规。李斯特的方法为医学开辟了新的阵线——让我们能够深入研究生物体——并在这一过程中挽救了数十万人的生命。

李斯特曾经的学生兼助手赫克托·克莱尔·卡梅伦后来说起李斯特："我们当时就知道，我们接触的这个人是天才。我们感觉自己正在帮着创造历史，一切都变得不一样了。"[10]曾经不可能的事，现在变成了可能。曾经无法想象的事，现在变得可以构想了。医学突然拥有了无限的未来。

注 释

序幕 极度痛苦的年代

1. Arthur C. Clarke, *Profiles of the Future* (London: Victor Gollancz, Ltd, 1962), 25.

2. John Flint South, *Memorials of John Flint South: Twice President of the Royal College of Surgeons, Surgeon to St. Thomas's Hospital*, 收录于 the Reverend Charles Lett Feltoe (London: John Murray, 1884), 27.

3. Ibid., 127, 128, 160.

4. Ibid., 127.

5. Paolo Mascagni, *Anatomia universa XLIV* (Pisa: Capurro, 1823), 引用自 Andrew Cunningham, *The Anatomist Anatomis'd: An Experimental Discipline in Enlightenment Europe* (Farnham, U.K.: Ashgate, 2010), 25.

6. Jean-Jacques Rousseau, "Seventh Walk," in Reveries of the Solitary Walker, trans. Peter France (Harmondsworth, U.K.: Penguin, 1979), 114, 引用自 Cunningham, *Anatomist Anatomis'd*, 25.

7. J. J. Rivlin, "Getting a Medical Qualification in England in the Nineteenth Century," http://www.evolve360.co.uk/data/10/docs/09/09rivlin.pdf, 基于 1996 年 10 月 12 日召开的利物浦医学史学会（Liverpool Medical Histoy Society）与利物浦科学技术史学会（Liverpool Society for the History of Science and Technology）联席会议发表的一篇论文。

8. Thomas Percival, *Medical Jurisprudence; or a Code of Ethics and Institutes, Adapted to the Professions of Physic and Surgery* (Manchester, 1794), 16.

9. Florence Nightingale, *Notes on Hospitals*, 3rd ed. (London: Longman, Green, Longman, Roberts, and Green, 1863), iii.

10. 引用自 Peter Vinten-Johansen et al., *Cholera, Chloroform, and the Science of Medicine: A Life of John Snow* (Oxford: Oxford University Press, 2003), 111. 也可见 Richard Hollingham, *Blood and Guts: A History of Surgery* (London: BBC Books, 2008); Victor Robinson, *Victory over Pain: A History of Anesthesia* (London: Sigma Books, 1947), 141–50; Alison Winter, *Mesmerized: Powers of the Mind in Victorian Britain* (Chicago: University of Chicago Press, 1998), 180.

11. 引用自 Steve Parker, *Kill or Cure: An Illustrated History of Medicine* (London: DK, 2013), 174.

12. Henry Jacob Bigelow, "Insensibility During Surgical Operations Produced by Inhalation," *The Boston Medical and Surgical Journal*, Nov. 18, 1846, 309.

13. Timothy J. Hatton, "How Have Europeans Grown So Tall?," *Oxford Economic Papers*, Sept. 1, 2013.

14. D'A. Power, "Liston, Robert (1794–1847)," rev. Jean Loudon, *Oxford Dictionary of National Biography* (Oxford: Oxford University Press, 2004), www.oxforddnb.com.

15. John Pearson, *Principles of Surgery* (Boston: Stimpson & Clapp, 1832), vii.

16. Myrtle Simpson, *Simpson the Obstetrician* (London: Gollancz, 1972), 41, in A. J. Youngson, *The Scientific Revolution in Victorian Medicine* (London: Croom Helm, 1979), 28.

17. F. W. Cock, "Anecdota Listoniensa," *University College Hospital Magazine* (1911): 55, 引用自 Peter Stanley, *For Fear of Pain: British Surgery, 1790–1850* (New York: Rodopi, 2002), 313.

18. 利斯顿在他的病历簿中也提到过佩斯。见 Liston casebook, Dec. 1845– Feb. 1847, UCH/MR/1/61, University College London.

19. 引用自 Harold Ellis, *A History of Surgery* (London: Greenwich Medical Media, 2001), 85.

20. 引用自 Hollingham, *Blood and Guts*, 59–64.

21. F. W. Cock, "The First Operation Under Ether in Europe: The Story of Three Days," *University College Hospital Magazine* 1 (1911): 127–44.

22. Charles Bell, *Illustrations of the Great Operations of Surgery* (London: Longman, 1821), 62, 引用自 Stanley, *For Fear of Pain*, 83.

23. Thomas Alcock, "An Essay on the Education and Duties of the General Practitioner in Medicine and Surgery," *Transactions of the Associated Apothecaries and Surgeon Apothecaries of England and Wales* (London: Society, 1823), 53, 引用自 Stanley, *For Fear of Pain*, 83.

24. William Gibson, *Institutes and Practice of Surgery* (Philadelphia: James Kay, Jun. & Brother, 1841), 504, 引用自 Stanley, *For Fear of Pain*, 83.

25. James Miller, *Surgical Experience of Chloroform* (Edinburgh: Sutherland & Knox, 1848), 7, 引用自 Stanley, *For Fear of Pain*, 295.

26. *Exeter Flying Post*, June 24, 1847, 4.

27. John Saunders, ed., *People's Journal* (London: People's Journal Office, 1846– [1849?]), Jan. 9, 1847, 25.

28. T. G. Wilson, *Victorian Doctor, Being the Life of Sir William Wilde* (London: Methuen, 1942), 90, 引用自 Stanley, *For Fear of Pain*, 174.

29. South, *Memorials of John Flint South*, 36.

30. Jerry L. Gaw, *"A Time to Heal": The Diffusion of Listerism in Victorian Britain* (Philadelphia: American Philosophical Society, 1999), 8.

第 1 章　透过显微镜

1. Herbert Spencer, *Education: Intellectual, Moral, and Physical* (New York: D. Appleton, 1861), 81–82.

2. 引用自 Sir Rickman John Godlee, *Lord Lister*, 2nd ed. (London: Macmillan, 1918), 28.

3. Isabella Lister to Joseph Jackson Lister, Oct. 21, 1827, MS 6963/6, Wellcome Library.

4. Richard B. Fisher, *Joseph Lister*, 1827–1912 (London: MacDonald and Jane's, 1977), 23.

5. Fisher, *Joseph Lister*, 35.

6. Joseph Lister to Isabella Lister, Feb. 21, 1841, MS 6967/17, Wellcome Library.

7. 引用自 Godlee, *Lord Lister*, 14.

8. Ibid.

9. Ibid., 12.

10. Ibid., 8.

11. John Ruskin, *The Crown of Wild Olive* (1866), 14, in Edward Tyas Cook and Alexander Wedderburn (eds.), *The Works of John Ruskin*, vol. 18 (Cambridge, U.K.: Cambridge University Press, 2010), 406.

12. 对墓地的描写来源于 Edwin Chadwick, *Report on the Sanitary Conditions of the Labouring Population of Great Britain: A Supplementary Report on the Results of a Special Inquiry into the Practice of Interment in Towns* (London: printed by Clowes for HMSO, 1843), 134。

13. 故事来源于 Ruth Richardson, *Death, Dissection, and the Destitute* (London: Routledge & Kegan Paul, 1987), 60.

14. 关于更多对克莱门特巷墓地的描述，请见 Sarah Wise, *The Italian Boy: Murder and Grave-Robbery in 1830s London* (London: Pimlico, 2005), 52。

15. 更多描述详见 Steven Johnson, *The Ghost Map: The Story of London's Most Terrifying Epidemic—and How It Changed Science, Cities, and the Modern World* (New York: Riverhead, 2006), 7–9.

16. 更多描述详见 Kellow Chesney, *The Victorian Underworld* (Newton Abbot: Readers Union Group, 1970), 15–19, 95–97.

17. 来自于 Peter Mark Roget 在 1800 年 12 月 29 日寄给姐姐 Annette 的信。引用自 D. L. Emblen, *Peter Mark Roget The Word and the Man* (London: Longman, 1970), 54.

18. "The London College," *Times*, June 6, 1825.

19. *John Bull*, Feb. 14, 1825.

20. Hatton, "How Have Europeans Grown So Tall?"

21. Hector Charles Cameron, *Joseph Lister: The Friend of Man* (London: William Heinemann Medical Books, 1948), 16.

22. Ibid., 16-18.

23. Thomas Hodgkin, Remembrance of Lister's Youth, April 5, 1911, MS 6985/12, Wellcome Library.

24. Ibid.

25. Cashbook, Oct.–Dec. 1846, MS 6981, Wellcome Library.

26. Louise Creighton, *Life and Letters of Thomas Hodgkin* (London: Longmans,

Green, 1917), 12.

27. Ibid., 39.

28. John Stevenson Bushnan, *Address to the Medical Students of London: Session 1850–1* (London: J. Churchill, 1850), 11, 12.

29. William Augustus Guy, *On Medical Education* (London: Henry Renshaw, 1846), 23, 引用自 Stanley, For Fear of Pain, 167.

30. "Medical Education in New York," *Harper's New Monthly Magazine*, Sept. 1882, 672, 引用自 Michael Sappol, *A Traffic of Dead Bodies: Anatomy and Embodied Social Identity in Nineteenth-Century America* (Princeton, N.J.: Princeton University Press, 2002), 83.

31. Stanley, *For Fear of Pain*, 166. 也描述为 "Horace Saltoun," *Cornhill Magazine*, 3(14), Feb. 1861, 246.

32. 广告，"Lancets," *Gazetteer and New Daily Advertiser*, Jan. 12, 1778, 引用自 Alun Withey, *Technology, Self-Fashioning, and Politeness in Eighteenth-Century Britain: Refined Bodies* (London: Palgrave Pivot, 2015), 121.

33. Stanley, *For Fear of Pain*, 81.

34. Forbes Winslow, *Physic and Physicians: A Medical Sketch Book* (London: Longman, Orme, Brown, 1839), 2:362–63.

35. 引用自 Elisabeth Bennion, *Antique Medical Instruments* (Berkeley: University of California Press, 1979), 3.

36. Erwin H. Ackerknecht, *Medicine at the Paris Hospital, 1794–1848* (Baltimore: Johns Hopkins Press, 1967), 15.

37. Ibid., 51.

38. 信息来源于 Ann F. La Berge, "Debate as Scientific Practice in Nineteenth-Century Paris: The Controversy over the Microscope," *Perspectives on Science* 12, no. 4 (2004): 425–27.

39. A. E. Conrady, "The Unpublished Papers of J. J. Lister," Journal of the Royal Microscopical Society 29 (1913): 28–39. 这封信写于 1850 年，但笔者怀疑日期写错了，因为他提到的"波特先生"去世于 1847 年。

40. Joseph Lister, "Observations on the Muscular Tissue of the Skin," *Quarterly Journal of Microscopical Science* 1 (1853): 264.

41. 引用自 W. R. Merrington, *University College Hospital and Its Medical School: A History* (London: Heinemann, 1976), 44.

第 2 章 死亡之家

1. D. Hayes Agnew, *Lecture Introductory to the One Hundred and Fifth Course of Instruction in the Medical Department of the University of Pennsylvania, Delivered Monday, October 10, 1870* (Philadelphia: R. P. King's Sons, 1870), 25, 引用自 Sappol, *Traffic of Dead Bodies*, 75–76.

2. Dr. John Cheyne 于 1818 年 12 月 2 日写给 Sir Edward Percival 的信，引用于 "Bodies for Dissection in Dublin," *British Medical Journal*, Jan. 16,

1943, 74, 引用自 Richardson, *Death, Dissection, and the Destitute*, 97.

3.　引用自 Hale Bellot, *Notes on the History of University College, London with a Record of the Session 1886–7: Being the First Volume of the University College Gazette* (1887), 37.

4.　J. Marion Sims, *The Story of My Life* (New York: D. Appleton, 1884), 128–29, 引用自 Sappol, *Traffic of Dead Bodies*, 78–79.

5.　引用自 Peter Bloom, *The Life of Berlioz* (Cambridge, U.K.: Cambridge University Press, 1998), 14.

6.　Robley Dunglison, *The Medical Student; or, Aids to the Study of Medicine* ... (Philadelphia: Carey, Lea & Blanchard, 1837), 150.

7.　W. W. Keen, *A Sketch of the Early History of Practical Anatomy: The Introductory Address to the Course of Lectures on Anatomy at the Philadelphia School of Anatomy* ... (Philadelphia: J. B. Lippincott & Co., 1874), 3, 引用自 Sappol, Traffic of Bodies, 77–78.

8.　Sappol, *Traffic of Dead Bodies*, 76.

9.　Charles Dickens, *The Posthumous Papers of the Pickwick Club*, Chapter XXX (London: Chapman and Hall, 1868), 253.

10.　William Hunter, Introductory Lecture to Students (ca. 1780), MS 55.182, St. Thomas' Hospital.

11.　Patrick Mitchell, Lecture Notes Taken in Paris Mainly from the Lectures of Joseph Guichard Duverney at the Jardin du Roi from 1697–8, MS 6.f.134, Wellcome Library, 引用自 Lynda Payne, *With Words and Knives: Learning Medical Dispassion in Early Modern England* (Aldershot: Ashgate, 2007), 87.

12.　"Editor's Table," *Harper's New Monthly Magazine*, April 1854, 692.

13.　W. T. Gairdner, *Introductory Address at the Public Opening of the Medical Session 1866–67 in the University of Glasgow* (Glasgow: Maclehose, 1866), 22, 引用自 M. Anne Crowther and Marguerite W. Dupree, *Medical Lives in the Age of Surgical Revolution* (Cambridge, U.K.: Cambridge University Press, 2007), 45.

14.　Robert Woods, "Physician, Heal Thyself: The Health and Mortality of Victorian Doctors," *Social History of Medicine* 9 (1996): 1–30.

15.　"Medical Education," *New York Medical Inquirer* 1 (1830): 130, cited in Sappol, *Traffic of Dead Bodies*, 80.

16.　Thomas Pettigrew, *Biographical Memoirs of the Most Celebrated Physicians, Surgeons, etc., etc., Who Have Contributed to the Advancement of Medical Science* (London: Fisher, Son, 1839–40), 2:4–5, 引用自 Stanley, *For Fear of Pain*, 159.

17.　Thomas Babington Macaulay, *The History of England from the Accession of James II* (London: Longman, Green, Longman, Roberts, & Green, 1864), 73.

18.　See Fisher, *Joseph Lister*, 40–41.

19.　Hodgkin, Remembrance of Lister's Youth.

20.　John Rudd Leeson, *Lister as I Knew Him* (New York: William Wood, 1927), 58–60.

21.　Janet Oppenheim, *Shattered Nerves: Doctors, Patients, and Depression in Victorian*

England (Oxford: Oxford University Press, 1991), 110–11.

22. 引用自 Fisher, *Joseph Lister*, 42. Letter from Joseph Jackson Lister to Joseph Lister, July 1, 1848, MS 6965/7, Wellcome Library.

23. Cashbook, Dec. 1, 1849, MS 6981, Wellcome Library.

24. 引用自 Fisher, *Joseph Lister*, 47. 关于李斯特于这一时期的精神状况并无直接记载，但有可能他是听从父亲的建议而放弃了这一机会——父亲告诉他，考虑到两年前的精神崩溃，他在学业上只需适当用功。

25. Adrian Teal, *The Gin Lane Gazette* (London: Unbound, 2014).

26. Elisabeth Bennion, *Antique Medical Instruments* (Berkeley: University of California Press, 1979), 13.

27. James Y. Simpson, "Our Existing System of Hospitalism and Its Effects," *Edinburgh Medical Journal* (March 1869), 818.

28. Youngson, *Scientific Revolution*, 23–24.

29. F. B. Smith, *The People's Health, 1830–1910* (London: Croom Helm, 1979), 262, cited in Stanley, *For Fear of Pain*, 139.

30. Youngson, *Scientific Revolution*, 24.

31. 数据引用自 ibid., 40.

32. Ibid., 65.

33. John Eric Erichsen, *On the Study of Surgery: An Address Introductory to the Course of Surgery, Delivered at University College, London, at the Opening of Session 1850–1851* (London: Taylor, Walton & Maberly, 1850), 8.

34. 引用自 Jacob Smith, *The Thrill Makers: Celebrity, Masculinity, and Stunt Performance* (Berkeley: University of California Press, 2012), 53.

35. 尽管巴纳姆首次办"它是什么？"演出失败了，但到了 1860 年，他在美国用同一个点子办的演出大获成功。多亏了查尔斯·达尔文的《物种起源》，让"缺失环节"的问题深入人心。巴纳姆的第二次"它是什么？"演出的主角是一位非裔美国人，威廉·亨利·约翰逊。正如史学家史蒂芬·阿斯马（Stephen Asma）所指出的那样，相较于一个世纪前就已经废除奴隶制的英国相比，对彼时正处于内战边缘的美国人来说，这样一个具有种族主义内涵的演出是否更吸引人。Stephen T. Asma, *On Monsters: An Unnatural History of Our Worst Fears* (Oxford: Oxford University Press, 2009), 138.

36. "John Phillips Potter FRCS," *The Lancet*, May 29, 1847, 576.

37. "Obituary Notices," *South Australian Register*, July 28, 1847, 2.

38. "Death from Dissecting," *Daily News* (London), May 25, 1847, 3.

39. "John Phillips Potter FRCS," 576–77.

40. Courier, Oct. 13, 1847, 4. See also, "Dissection of the Man Monkey," *Stirling Observer*, Thursday, April 29, 1847, 3.

41. "John Phillips Potter FRCS," 576.

42. Merrington, University College Hospital, 65.

43. Ibid., 49.

44. Godlee, *Lord Lister*, 20.

45. 引用自 Fisher, *Joseph Lister*, 50–51, 307.

46. Joseph Jackson Lister to Joseph Lister, Oct. 9, 1838, MS 6965/1, Wellcome Library.

47. Leeson, *Lister as I Knew Him*, 48–49.

48. James Y. Simpson, *Hospitalism: Its Effects on the Results of Surgical Operations, etc. Part I* (Edinburgh: Oliver and Boyd, 1869), 4.

49. Royal Commission for Enquiring into the State of Large Towns and Populous Districts, *Parliamentary Papers* (1844), 17, 引用自 Stephen Halliday, "Death and Miasma in Victorian London: An Obstinate Belief," *British Medical Journal*, Dec. 22, 2001, 1469–71.

50. 请见 Worboys, *Spreading Germs: Disease Theories and Medical Practice in Britain, 1865–1900* (Cambridge, U.K.: Cambridge University Press, 2000), 28.

51. John Eric Erichsen, *On Hospitalism and the Causes of Death After Operations* (London: Longmans, Green, 1874), 36.

52. James Y. Simpson, *Hospitalism: Its Effects on the Results of Surgical Operations, etc. Part II* (Edinburgh: Oliver and Boyd, 1869), 20–24.

53. UCH/MR/1/63, University College London Archives.

第 3 章　被缝合的肠道

1. 引用自 Bransby Blake Cooper, *The Life of Sir Astley Cooper* (London: J. W. Parker, 1843), 2:207.

2. R. S. Pilcher, "Lister's Medical School," *British Journal of Surgery* 54 (1967): 422. See also blueprints of building found in Merrington, University College Hospital, 78–79.

3. Pilcher, "Lister's Medical School," 422.

4. 有关本章内容，有赖于 Ruth Richardson 和 Bryan Rhodes 提供的相关信息。是他们首次发现了这场李斯特在职业生涯之初进行的鲜为人知的手术。请见 Ruth Richardson and Bryan Rhodes, "Joseph Lister's First Operation," *Notes and Records of the Royal Society of London* 67, no. 4 (2013): 375–85.

5. C. Kenny, "Wife-Selling in England," *Law Quarterly Review* 45 (1929): 496.

6. "Letters Patent Have Passed the Great Seal of Ireland … ," *Times*, July 18, 1797, 3.

7. Lawrence Stone, *Road to Divorce: England, 1530–1987* (Oxford: Oxford University Press, 1992), 429.

8. "The Disproportion Between the Punishments," *Times*, Aug. 24, 1846, 4.

9. Harriet Taylor Mill and John Stuart Mill [unheaded] leader—Assault Law] , Morning Chronicle, May 31, 1850, 4.

10. 有关朱莉娅·沙利文遭遇的叙述，除特别指出外，均来自中央刑事法院诉讼程序，Sept. 15, 1851, 27–32, available online at https://www.oldbaileyonline.org.

11. "Central Criminal Court, Sept. 17," *Times*, Sept. 18, 1851, 7.

12. Stanley, *For Fear of Pain*, 136.

13. Ibid.

14. T.W.H., "To the Editor of the Times," *Times*, July 11, 1835, 3.

15. 这场手术的细节主要来自李斯特在中央刑事法院记录中的口供，以及 John Eric Erichsen, "University College Hospital: Wound of the Abdomen; Protrusion and Perforation of the Intestines and Mesentery; Recovery," *The Lancet*, Nov. 1, 1851, 414–15.

16. "Mirror on the Practice of Medicine and Surgery in the Hospitals of London: University College Hospital," *The Lancet*, Jan. 11, 1851, 41–42.

17. Benjamin Travers, "A Case of Wound with Protrusion of the Stomach," *Edinburgh Journal of Medical Science* 1 (1826): 81–84.

18. Erichsen, "University College Hospital: Wound of the Abdomen; Protrusion and Perforation of the Intestines and Mesentery; Recovery," 415. 两年后，埃里克森发表了一本教科书，《外科手术的科学与艺术》，并在书里提到了这次持刀伤人事件。他并没有将英勇的手术成功归功于李斯特，而如果没有李斯特，朱莉娅·沙利文肯定会死于那个危险的夜晚。遗憾的是，记录埃里克森治疗过的女病人的病历簿已经遗失，所以我们没有李斯特本人记录朱莉娅·沙利文的手术的笔记。

19. Charles Dickens, *Sketches by Boz: Illustrative of Every-Day Life and Every-Day People, with Forty Illustrations* (London: Chapman & Hall, 1839), 210.

第 4 章　科学圣坛

1. Alfred, Lord Tennyson, *In Memoriam A.H.H.* (London: Edward Moxon, 1850) I, lines 3–4.

2. John Eric Erichsen, *The Science and Art of Surgery: Being a Treatise on Surgical Injuries, Diseases, and Preparations* (London: Walton and Maberly, 1853), 698–99.

3. Stanley, *For Fear of Pain*, 73.

4. ［The Annual Report of the Committee of the Charing Cross Hospital］, *Spectator*, 10 (London, 1837), 58.

5. Accident Report for Martha Appleton, A Scavenger, Aug. 1859, HO 45/6753, National Archives.

6. 案例笔记由李斯特（学号 351）记录于 Fellowe's Clinical Medal at University College Hospital 1851, MS0021/4/4 (3), Royal College of Surgeons of England.

7. 引用自 Jack London, *People of the Abyss* (New York: Macmillan 1903), 258. See also John Thomas Arlidge, *The Hygiene, Diseases, and Mortality of Occupations* (London: Percival, 1892).

8. 关于 18 世纪和 19 世纪坏血病治疗的更多信息，请参见 Mark Harrison, "Scurvy on Sea and Land: Political Economy and Natural History, c. 1780–c. 1850," *Journal for Maritime Research* (Print) 15, no. 1 (2013): 7–15。直到 1928

年，生物化学家阿尔伯特·森特–哲尔吉（Albert Szent-Györgyi）才从肾上腺中分离出使人体有效利用碳水化合物、脂肪和蛋白质的物质。还要再过四年，查尔斯·格伦·金（Charles Glen King）才会在实验室中发现维生素 C，并得出它和森特–哲尔吉所描述的物质相同的结论——同时发现了坏血病和维生素 C 缺乏之间的明确联系。

9.　"Origin of the No Nose Club," *Star*, Feb. 18, 1874, 3.

10.　Notes of cases taken by Lister, student number 351, for the Fellowe's Clinical Medal at University College Hospital, 1851, MS0021/4/4 (3), Royal College of Surgeons of England.

11.　Ibid.

12.　Robert Ellis, *Official Descriptive and Illustrated Catalogue of the Great Exhibition of the Works of Industry of All Nations, 1851* (London: W. Clowes and Sons, 1851), 3:1070.

13.　Ibid., 1170.

14.　Margaret Smith, ed., *The Letters of Charlotte Brontë, with a Selection of Letters by Family and Friends* (Oxford: Clarendon Press, 2000), 2:630.

15.　引用自 Godlee, *Lord Lister*, 28.

16.　Drawings of Lamprey, March 31, April 2, April 7, 1852, MS0021/4/4 (2/6), Royal College of Surgeons of England.

17.　引用自 Fisher, *Joseph Lister*, 48.

18.　Joseph Lister, "The Huxley Lecture on Early Researches Leading Up to the Antiseptic System of Surgery," *The Lancet* (6 October 1900): 985.

19.　整整 100 年后，才有一位医生在人类身上成功地重复了斯帕兰札尼的实验。1884 年，美国内科医生威廉·潘科斯特（William Pancoast）将一名丈夫患有不育症的妇女麻醉后，把他"最英俊"的学生的精子注射到了她的体内——但没有告诉她。9 个月后，这名妇女生下了一个健康的婴儿。潘科斯特这才将事情经过告诉了她的丈夫，但两人决定向这名妇女隐瞒真相。这次实验也成了一个秘密，被保守了 25 年。1909 年，潘科斯特去世，精子的捐献者——后来也成为医生，具有讽刺意味的是，他名叫艾迪森·戴维斯·哈德——在一封写给《医学世界》的信中坦白了这次偷偷摸摸的行动。Jackie Rosenhek, "The Art of Artificial Insemination," Doctor's Review, Oct. 2013, accessed May 14, 2015, http://www.doctorsreview.com/history/history-artificial-insemination/.

20.　A. E. Best, "Reflections on Joseph Lister's Edinburgh Experiments on Vasomotor Control," *Medical History* 14, no. 1 (1970): 10–30. See also Edward R. Howard, "Joseph Lister: His Contributions to Early Experimental Physiology," *Notes and Records of the Royal Society of London* 67, no. 3 (2013): 191–98.

21.　Joseph Lister, "Observations on the Contractile Tissue of the Iris," *Quarterly Journal of Microscopical Science* 1 (1853): 8–11.

22.　John Bell, *The Principles of Surgery*, 2nd ed., abridged by J. Augustine Smith (New York: Collins, 1812), 26–27.

23.　Reported in T. Trotter, Medicina Nautica (London: Longman, Hurst, Rees, and Orme, 1797–1803), cited in I. Loudon, "Necrotising Fasciitis, Hospital Gangrene, and Phagedena," *The Lancet*, Nov. 19, 1994, 1416.

24. 引用自 Loudon, "Necrotising Fasciitis," 1416.
25. Bell, *Principles of Surgery*, 28.
26. James Syme, *The Principles of Surgery* (Edinburgh: MacLaughlan & Stewart, 1832), 69.
27. Worboys, *Spreading Germs*, 75.
28. Joseph Lister, "The Huxley Lecture by Lord Lister, F.R.C.S., President of the Royal Society," *British Medical Journal* (Oct. 6, 1900): 969.
29. Ibid.
30. Ibid.
31. Godlee, *Lord Lister*, 28.
32. Ibid., 21.
33. Ibid., 22.
34. Lister to Godlee, reply to a letter dated Nov. 28, 1852, MS 6970/1, Wellcome Library.
35. 案例笔记由李斯特（学号 351）记录于 Fellowe's Clinical Medal at University College Hospital 1851, Royal College of Surgeons of England, MS0021/4/4 (3).

第 5 章　手术界的拿破仑

1. William Hunter, *Two Introductory Lectures, Delivered by Dr. William Hunter, to his Last Course of Anatomical Lectures, at his Theatre in Windmill-Street* (London: Printed by order of the trustees, for J. Johnson, 1784), 73.
2. 引用自 Alexander Peddie, "Dr. John Brown: His Life and Work; with Narrative Sketches of James Syme in the Old Minto House Hospital and Dispensary Days; Being the Harveian Society Oration, Delivered 11th April 1890," *Edinburgh Medical Journal* 35, pt. 2 (Jan.–June 1890): 1058.
3. Alexander Miles, *The Edinburgh School of Surgery Before Lister* (London: A. & C. Black, 1918), 181–82.
4. A. J. K. Cairncross, ed., *Census of Scotland*, 1861–1931 (Cambridge, U.K.,1954).
5. "Statistics of Crime in Edinburgh," Caledonian Mercury (Edinburgh), Jan. 21, 1856.
6. James Begg, *Happy Homes for Working Men, and How to Get Them* (London: Cassell, Petter & Galpin, 1866), 159.
7. Ibid.
8. 引用自 Godlee, *Lord Lister*, 31.
9. 引用自 John D Comrie, *History of Scottish Medicine,* 2nd ed., vol. 2 (London: Published for the Wellcome Historical Medical Museum by Baillière, Tindall & Cox, 1932), 596.
10. Ibid., 596–97.

11. 这座医院的所在地现在是苏格兰皇家博物馆.

12. 引用自 R. G. Williams Jr., "James Syme of Edinburgh," *Historical Bulletin: Notes and Abstracts Dealing with Medical History* 16, no. 2 (1951): 27.

13. Ibid., 28.

14. 关于这场决斗，参见 Stanley, *For Fear of Pain*, 37.

15. Bill Yule, Matrons, *Medics, and Maladies* (East Linton: Tuckwell Press, 1999), 3–5.

16. 引用自 Godlee, *Lord Lister*, 30.

17. Ibid., 34.

18. Fisher makes this point in his book *Joseph Lister*, 60–61.

19. Godlee, Lord Lister, 35.

20. Ibid., 37.

21. Ibid. 37, 38.

22. Letter from George Buchanan to Joseph Lister, Dec. 10–11, 1853, MS 6970/3, Wellcome Library.

23. G. T. Wrench, *Lord Lister: His Life and Work* (London: Unwin, 1913), 45.

24. Ibid., 46.

25. James Syme, *Observations in Clinical Surgery* (Edinburgh: Edmonston and Douglas, 1861), 160.

26. Wrench, *Lord Lister*, 47.

27. Hector Charles Cameron, *Joseph Lister: The Friend of Man* (London: William Heinemann Medical Books, 1948), 34.

28. Nightingale to R. G. Whitfield, Nov. 8, 1856 (LMA) H1/ST/NC1/58/6, London Metropolitan Archives, 引用自 Lynn McDonald, ed., *Florence Nightingale: Extending Nursing* (Waterloo, Ont.: Wilfrid Laurier University Press, 2009), 303.

29. 诗引用自 Cameron, *Joseph Lister*, 34–35.

30. Ibid., 35.

31. John Beddoe, *Memories of Eighty Years* (Bristol: J. W. Arrowsmith, 1910), 56.

32. Ibid.

33. Ibid.

34. Ibid., 56–57.

35. Ibid., 55.

第 6 章　青蛙的腿

1. 引用自 William J Sinclair, *Semmelweis His Life and Doctrine: A Chapter in the History of Medicine* (Manchester: University Press, 1909), 46.

2. "The Late Richard Mackenzie MD," *Association Medical Journal* (1854): 1023, 1024.

3. Ibid., 1024. For more on Mackenzie, see also *Medical Times & Gazette* 2 (1854): 446–47.

4. Matthew Smallman-Raynora and Andrew D. Cliff, "The Geographical Spread of Cholera in the Crimean War: Epidemic Transmission in the Camp Systems of the British Army of the East, 1854–55," *Journal of Historical Geography* 30 (2004): 33. See also Army Medical Department, *The Medical and Surgical History of the British Army Which Served in Turkey and the Crimea During the War Against Russia in the Years 1854–55–56*, vol. 1 (London: HMSO, 1858).

5. 引用自 Frieda Marsden Sandwith, *Surgeon Compassionate: The Story of Dr. William Marsden, Founder of the Royal Free and Royal Marsden Hospitals* (London: P. Davies, 1960), 70.

6. 来自 William Sharpey 于 1854 年 12 月 1 日寄给 James Syme 的信，MS 6979/21, Wellcome Library.

7. 来自 Joseph Jackson Lister 于 1854 年 12 月 5 日寄给 Joseph Lister 的信，Dec. 5, 1854, MS 6965/11, Wellcome Library.

8. Ibid., 40.

9. Joseph Jackson Lister to Joseph Lister, April 16, 1855, MS 6965/13, Wellcome Library.

10. Godlee, *Lord Lister*, 43.

11. 关于米尔班克宅院的介绍可参见 Robert Paterson, *Memorials of the Life of James Syme, Professor of Clinical Surgery in the University of Edinburgh, etc.* (Edinburgh: Edmonston & Douglas, 1874), 293–95. 也可见 Wrench, *Lord Lister*, 42–44.

12. Joseph Lister to Rickman Godlee, Aug. 4, 1855, MS 6969/4, Wellcome Library.

13. Joseph Jackson Lister to Joseph Lister, March 25, 1853, MS6965/8, Wellcome Library.

14. 引用自 Fisher, *Joseph Lister*, 63. Poem, " 'Tis of a winemerchant who in London did dwell," by John Beddoe, David Christison, and Patrick Heron Watson, May 15, 1854, MS6979/9, Wellcome Library.

15. 来自 Joseph Jackson Lister 于 1855 年 7 月 24 日寄给 Joseph Lister 的信，MS6965 /14, Wellcome Library.

16. Joseph Jackson Lister to Joseph Lister, Oct. 18, 1855, MS6965/16, Wellcome Library.

17. Joseph Jackson Lister to Joseph Lister, Feb. 23, 1856, MS6965/20, Wellcome Library.

18. Ibid.

19. 约瑟夫·杰克逊和詹姆斯·赛姆经谈判达成了婚姻协议。赛姆出了两千英镑的证券和两千英镑现金，李斯特的父亲也为儿子的婚姻出了一笔钱。更多信息参见 Fisher, *Joseph Lister*, 80.

20. Ibid., 来自 Joseph Lister 于 1856 年 1 月寄给 Isabella Lister 的信，MS6968/2, Wellcome Library.

21. 引用自 Fisher, *Joseph Lister*, 81.

22. 引用自 Sir Hector Clare Cameron, *Lord Lister 1827–1912: An Oration* (Glasgow: J. Maclehose, 1914), 9. 部分文献认为这段发言不是在李斯特的

婚宴上，而是后来的某一时间。

23. Youngson, *Scientific Revolution*, 34–35.
24. Worboys, *Spreading Germs*, 76.
25. 引用自 Godlee, *Lord Lister*, 43.
26. Robert Liston, *Practical Surgery*, 3rd ed. (London: John Churchill, 1840), 31.
27. *Year-Book of Medicine, Surgery, and Their Allied Sciences for 1862* (London: printed for the New Sydenham Society, 1863), 213, 引用自 n Youngson, Scientific Revolution, 38.
28. Fisher, *Joseph Lister*, 84.
29. 李斯特晚年时曾说，他认为对炎症本质的研究是他提出消毒概念的一个"重要基石"，并坚持要把这些早期研究结果放进他的所有论文集中。1905 年，78 岁高龄的李斯特写道："在我死后，如果有人读我的论文，这一部分论文将是最受人瞩目的。"（引用自 ibid., 89.）
30. Edward R. Howard, "Joseph Lister: His Contributions to Early Experimental Physiology," *Notes and Records of the Royal Society of London* 67, no. 3 (2013): 191–98.
31. 引用自 Fisher, *Joseph Lister*, 87. Joseph Lister, "An Inquiry Regarding the Parts of the Nervous System Which Regulate the Contractions of the Arteries," *Philosophical Transactions of the Royal Society of London*, 148 (1858): 612–13.
32. Ibid., 614.
33. 引用自 Godlee, *Lord Lister*, 61.
34. Joseph Lister, "On the Early Stages of Inflammation," *Philosophical Transactions of the Royal Society of London*, 148 (1858): 700.
35. Howard, "Joseph Lister," 194.
36. Ibid.
37. Joseph Jackson Lister to Joseph Lister, Jan. 31, 1857, MS6965/26, Wellcome Library.

第 7 章 清洁与冷水

1. Richard Volkmann, "Die moderne Chirurgie," *Sammlung klinischer Vortrage*, 引用自 Sir Rickman John Godlee, *Lord Lister*, 2nd ed. (London: Macmillan and Co., 1918), 123.
2. 引用自 Godlee, *Lord Lister*, 77.
3. Ibid., 78.
4. Ibid., 78, 77.
5. "strict regard for accuracy": Ibid., 82.
6. 这封信在戈德勒的 *Lord Lister* 第 80 页被隐晦地提及。但是我没有查到写信者的身份；后来为李斯特作传的作者，如费舍尔，都不曾提到这封信。
7. *Glasgow Herald*, Jan. 18, 1860, 3.

8. Fisher, *Joseph Lister*, 97.
9. 引用自 Godlee, *Lord Lister*, 81.
10. Cameron, *Joseph Lister*, 46.
11. 引用自 Christopher Lawrence, "Incommunicable Knowledge: Science, Technology, and the Clinical Art in Britain, 1850–1914," *Journal of Contemporary History* 20, no. 4 (1985): 508.
12. 信引用自 Godlee, *Lord Lister*, 88–89.
13. 该叙述来自 Cameron, *Joseph Lister*, 47–49.
14. Fisher, *Joseph Lister*, 98; Crowther and Dupree, *Medical Lives in the Age of Surgical Revolution*, 61–62.
15. Godlee, *Lord Lister*, 92.
16. Crowther and Dupree, *Medical Lives in the Age of Surgical Revolution*, 63.
17. 关于重新装修的讨论可见于 Godlee, *Lord Lister*, 90。
18. Ibid., 91.
19. Ibid.
20. Ibid.
21. Ibid.
22. Ibid., 93.
23. Ibid., 92.
24. Sir Hector Clare Cameron, *Reminiscences of Lister and of His Work in the Wards of the Glasgow Royal Infirmary, 1860–1869* (Glasgow: Jackson, Wylie & Co., 1927), 9.
25. J. C. Symons, 引用自 Friedrich Engels, *The Condition of the Working Class in England*, trans. and ed. W. O. Henderson and W. H. Chaloner, 2nd ed. (Oxford: Blackwell, 1971), 45.
26. "Accident," Fife Herald, Jan. 12, 1865, 3.
27. "Uphall—Gunpowder Accident," Scotsman, April 3, 1865, 2.
28. 引用自 Godlee, *Lord Lister*, 92.
29. 引用自 John D Comrie, *History of Scottish Medicine*, 2nd ed., vol. 2 (London: Published for the Wellcome Historical Medical Museum by Baillière, Tindall & Cox, 1932), 459.
30. Fisher, *Joseph Lister*, 107.
31. Sir Hector Clare Cameron, *Reminiscences of Lister and of His Work in the Wards of the Glasgow Royal Infirmary, 1860–1869* (Glasgow: Jackson, Wylie, 1927), 11.
32. Cameron, *Joseph Lister*, 52.
33. Godlee, *Lord Lister*, 130, 129.
34. Ibid., 55.
35. Leeson, *Lister as I Knew Him*, 51, 103.
36. Ibid., 87.
37. Ibid., 111.
38. Ibid., 53.
39. Douglas Guthrie, *Lord Lister: His Life and Doctrine* (Edinburgh: E. & S.

Livingstone, 1949), 63–64.

40. Leeson, *Lister as I Knew Him*, 19.

41. 引用自 Fisher, *Joseph Lister*, 111.

42. Joseph Lister, "The Croonian Lecture: On the Coagulation of the Blood," *Proceedings of the Royal Society of London* 12 (1862–63): 609.

43. Guthrie, *Lord Lister*, 45–46.

44. Joseph Lister, "On the Excision of the Wrist for Caries," *The Lancet*, March 25, 1865, 308–12.

45. 引用自 Fisher, *Joseph Lister*, 122.

46. Godlee, *Lord Lister*, 110.

47. Joseph Jackson Lister to Joseph Lister, Nov. 30, 1864, MS6965/40, Wellcome Library.

48. Godlee, *Lord Lister*, 111.

49. 引用自 ibid., 105.

50. Youngson, *Scientific Revolution*, 130.

51. Peter M. Dunn, "Dr. Alexander Gordon (1752–99) and Contagious Puerperal Fever," *Archives of Disease in Childhood: Fetal and Neonatal Edition* 78, no. 3 (1998): F232.

52. Alexander Gordon, *A Treatise on the Epidemic Puerperal Fever of Aberdeen* (London: Printed for G. G. and J. Robinson, 1795), 3, 63, 99.

53. Youngson, *Scientific Revolution*, 132.

54. Ibid.

55. Ignaz Semmelweis, *Etiology, Concept, and Prophylaxis of Childbed Fever* (1861), trans. K. Kodell Carter (Madison: University of Wisconsin Press, 1983), 131.

56. Youngson, *Scientific Revolution*, 134.

57. 引用自 Cameron, *Joseph Lister*, 57.

58. Cameron, *Reminiscences of Lister*, 11.

59. Cameron, *Joseph Lister*, 54.

60. Ibid., 54–55.

61. 某些记载为 1865 年，另有记载为 1864 年。此处本书作者参照 Sir William Watson Cheyne, *Lister and His Achievement* (London: Longmans, Green, 1925), 8.

第 8 章 他们都死了

1. George Henry Lewes, *The Physiology of Common Life*, vol 2 (Edinburgh: W. Blackwood, 1859–60), 452.

2. "Letters, News, etc.," *The Lancet*, April 26, 1834, 176, 引用自 Stanley, *For Fear of Pain*, 152. 这个故事发生在 19 世纪初，但到了 19 世纪 60 年代，真实情形仍是如此。"都"（all）用斜体强调，是本书作者添加的。

3. Margaret Pelling, *Cholera, Fever, and English Medicine, 1825–1865* (Oxford: Oxford University Press, 1978), 2.

4. Gaw, "Time to Heal," 19.

5. 引用自 R. J. Morris, *Cholera, 1832: The Social Response to an Epidemic* (New York: Holmes & Meier, 1976), 207.

6. William Budd, "Investigations of Epidemic and Epizootic Diseases," *British Medical Journal*, Sept. 24, 1864, 356, 引用自 Gaw, "Time to Heal," 24. 有趣的是，巴德认为霍乱毒素可以由空气传播，但是并非被人们吸入，而是污染食物和水，再被人们吃下。

7. W. Budd, "Cholera: Its Cause and Prevention," *British Medical Journal*, March 2, 1855, 207.

8. M. Faraday, "The State of the Thames, Letter to the Editor," *Times*, July 9, 1855, 8.

9. *Times*, June 18, 1858, 9.

10. 引用自 Patrice Debré, *Louis Pasteur*, trans. Elborg Forster (Baltimore: Johns Hopkins University Press, 1998), 96.

11. Ibid., 87.

12. René Dubos, *Pasteur and Modern Science*, ed. Thomas D. Brock (Washington, D.C.: ASM Press, 1998), 32.

13. René Vallery-Radot, *The Life of Pasteur*, trans. Mrs. R. L. Devonshire (Westminster: Archibald Constable & Co, 1902), 1:142, in Godlee, *Lord Lister*, 176.

14. 引用自 Sherwin B. Nuland, *Doctors: The Biography of Medicine* (New York: Vintage Books, 1989), 363.

15. 引用自 Vallery-Radot, *The Life of Pasteur*, vol. I, 129.

16. Debré, *Louis Pasteur*, 260.

17. Ibid., 110.

18. Ibid., 260.

19. Thomas Spencer Wells, "Some Causes of Excessive Mortality After Surgical Operations," *British Medical Journal*, Oct. 1, 1864, 386.

20. Fisher, Joseph Lister, 134.

21. "Meeting of the International Medical Congress," *The Boston Medical and Surgical Journal* 95 (September 14, 1876): 328

22. *The Lancet*, Aug. 24, 1867, 234.

23. 见 Fisher, *Joseph Lister*, 131.

24. 引用自 ibid., 130.

25. John. K. Crellin, "The Disinfectant Studies by F. Crace Calvert and the Introduction of Phenol as a Germicide," *Vorträge der Hauptversammlung der internationalen Gesellschaft für Geschichte der Pharmazie; International Society for the History of Pharmacy, Meeting*, 1965, London 28 (1966): 3.

26. Joseph Lister, "On a New Method of Treating Compound Fracture, Abscess, etc. With Observations on the Conditions of Suppuration," *The Lancet* (March 16, 1867): 327

27. Fisher, *Joseph Lister*, 134.

28. Joseph Lister, "On a New Method of Treating Compound Fracture, Abscess, etc. with Observations on the Conditions of Suppuration," *The Lancet*, March 16, 1867, 328.

29. Joseph Lister, "On the Principles of Antiseptic Surgery," in *Internationale Beiträge zur wissenschaftlichen Medizin: Festschrift, Rudolf Virchow gewidmet zur Vollendung seines 70. Lebensjahres* (Berlin: August Hirschwald, 1891), 3: 262.

30. 尽管凯利也遭遇了类似的骨折，但李斯特认为试验之所以不成功是因为"管理不当"，而非石炭酸本身。

31. David Masson, *Memories of London in the Forties* (Edinburgh: William Blackwood & Sons, 1908), 21.

32. Joseph Lister, "On a New Method of Treating Compound Fracture, Abscess, etc.", 329.

33. Ibid., 357–59.

34. Ibid., 389.

35. Fisher, *Joseph Lister*, 145.

36. Ibid., 142–43.

37. 引用自 Godlee, *Lord Lister*, 189.

38. Ibid.

39. Ibid., 196–97.

40. Ibid., 198.

41. Lister, "On a New Method of Treating Compound Fracture," 327.

42. Michael Worboys, "Joseph Lister and the Performance of Antiseptic Surgery," *Notes and Records of the Royal Society of London*, 67(3) (2013), 199–209.

43. Joseph Lister, "Illustrations of the Antiseptic System of Treatment in Surgery," *The Lancet*, Nov. 30, 1867, 668.

第 9 章　风暴

1. Jean-Baptiste Bouillaud, *Essai sur la philosophie médicale et sur les généralités de la clinique médicale* (Paris: Rouvier et le Bouvier, 1836), 215; 译文引用自 Ann F. La Berge, "Debate as Scientific Practice in Nineteenth-Century Paris: The Controversy over the Microscope," *Perspectives on Science*, 12(4) (2004): 424.

2. Sir James Paget, "The Morton Lecture on Cancer and Cancerous Diseases," *British Medical Journal*, Nov. 19, 1887, 1094.

3. Lucy G. Thurston, *Life and Times of Mrs. G. Thurston* (Ann Arbor, Mich.: Andrews, 1882), 168–72, 引用自 William S. Middleton, "Early Medical Experiences in Hawaii," *Bulletin of the History of Medicine* 45, no. 5 (1971): 458.

4. 引用自 Godlee, *Lord Lister*, 213.

5. Ibid.

6. Ibid.

7. Ibid.

8. Ibid.

9. Joseph Lister, "On Recent Improvements in the Details of Antiseptic Surgery," *The Lancet* (March 13,1875): 366. 原文描述的不是伊莎贝拉的手术，而是李斯特所做的另一个手术。不过可以合理假定，他在给姐姐做手术时也遵循了类似的程序。

10. Cameron, *Reminiscences of Lister,* 32.

11. 引用自 Godlee, *Lord Lister*, 213.

12. Joseph Lister, "On the Antiseptic Principle in the Practice of Surgery," *British Medical Journal* (Sept. 21, 1867): 246–48.

13. James Syme, "On the Treatment of Incised Wounds with a View to Union by the First Intention," *The Lancet*, July 6, 1867, 5–6.

14. James G. Wakley, "The Surgical Use of Carbolic Acid," *The Lancet*, Aug. 24, 1867, 234.

15. 引用自 Godlee, *Lord Lister*, 201–2.

16. James G. Wakley, "Carbolic Acid," *The Lancet*, Sept. 28, 1867, 410.

17. 引用自 Fisher, *Joseph Lister*, 152.

18. Ibid., 151.

19. Joseph Lister, "On the Use of Carbolic Acid," *The Lancet*, Oct. 5, 1867, 444.

20. Fisher, *Joseph Lister*, 151.

21. 引用自 Godlee, *Lord Lister*, 206.

22. Joseph Lister, "Carbolic Acid," *The Lancet*, Oct. 19, 1867, 502.

23. Ibid.

24. James Y. Simpson, "Carbolic Acid and Its Compounds in Surgery," *The Lancet*, Nov. 2, 1867, 548–49.

25. Joseph Lister, "Carbolic Acid," *The Lancet*, Nov. 9, 1867, 595.

26. "it would be a great blessing": William Pirrie, "On the Use of Carbolic Acid in Burns," *The Lancet*, Nov. 9, 1867, 575.

27. 引用自 Godlee, *Lord Lister*, 205.

28. Frederick W. Ricketts, "On the Use of Carbolic Acid," *The Lancet*, Nov. 16, 1867, 614.

29. James Morton, "Carbolic Acid: Its Therapeutic Position, with Special Reference to Its Use in Severe Surgical Cases," *The Lancet*, Feb. 5, 1870, 188.

30. James Morton, "Carbolic Acid: Its Therapeutic Position, with Special Reference to Its Use in Severe Surgical Cases," *The Lancet*, Jan. 29, 1870, 155.

31. Joseph Lister, "An Address on the Antiseptic System of Treatment in Surgery, Delivered Before the Medico-chirurgical Society of Glasgow," *British Medical Journal* (1868): 53–56, 101–2, 461–63, 515–17; Joseph Lister, "Remarks on the Antiseptic System of Treatment in Surgery," *British Medical Journal*, April 3, 1869, 301–4.

32. Morton, "Carbolic Acid: Its Therapeutic Position, with Special Reference to Its Use in Severe Surgical Cases," *The Lancet*, Jan. 29, 1870, 155.

33. James G. Wakley, "Antiseptic Surgery," *The Lancet*, Oct. 29, 1870, 613.

34. "The Use of Carbolic Acid," *The Lancet* (Nov. 14, 1868): 634.

35. Ibid. (Dec. 5, 1868): 728.

36. "Carbolic Acid Treatment of Suppurating and Sloughing Wounds and Sores,"*The Lancet* (Dec. 12, 1868): 762.

37. Gaw, "Time to Heal," 38–39.

38. James Paget, "Clinical Lecture on the Treatment of Fractures of the Leg," *The Lancet*, March 6, 1869, 317.

39. "Compound Comminuted Fracture of the Femur Without a Trace of Suppuration," *The Lancet* (Sept. 5, 1868): 324

第 10 章　玻璃花园

1. John Locke, *Essay Concerning Human Understanding* (1690), ed. and intro. Peter H. Nidditch (Oxford, U.K.: Clarendon Press, 1975), Epistle Dedicatory, 4.

2. 由 Annandale 记录于 Robert Paterson, *Memorials of the Life of James Syme* (Edinburgh: Edmonston and Douglas, 1874), 304–305.

3. "Professor Syme," *The Lancet*, April 10, 1869, 506.

4. "Professor Syme," *The Lancet*, April 17, 1869, 541.

5. Fisher, *Joseph Lister*, 167; Godlee, *Lord Lister*, 241.

6. 引用自 Godlee, *Lord Lister*, 242.

7. Ibid.

8. "The Appointment of Mr. Lister," *The Lancet*, Aug. 21, 1869, 277.

9. Gaw, "Time to Heal," 42.

10. Fisher, *Joseph Lister*, 165.

11. Donald Campbell Black, "Mr. Nunneley and the Antiseptic Treatment (Carbolic Acid)," *British Medical Journal*, Sept. 4, 1869, 281, 引用自 Gaw, "Time to Heal," 46.

12. Donald Campbell Black, "Antiseptic Treatment," *The Lancet*, Oct. 9, 1869, 524–25.

13. Joseph Lister, "Glasgow Infirmary and the Antiseptic Treatment," *The Lancet*, Feb. 5, 1870, 211.

14. Joseph Lister, "On the Effects of the Antiseptic System of Treatment upon the Salubrity of a Surgical Hospital," *The Lancet*, Jan. 1, 1870, 4.

15. Lister, "Glasgow Infirmary," 211.

16. Henry Lamond, "Professor Lister and the Glasgow Infirmary," *The Lancet*, Jan. 29, 1870, 175.

17. Thomas Nunneley, "Address in Surgery," *British Medical Journal*, Aug. 7, 1869, 152, 155–56.

18. Joseph Lister, "Mr. Nunneley and the Antiseptic Treatment," *British Medical Journal*, Aug. 28, 1869, 256–57.

19. Joseph Jackson Lister to Joseph Lister, June 6, 1869, MS 6965/67, Wellcome Library.

20. Arthur Lister to Joseph Lister, Oct. 19, 1869, MS 6966/33, Wellcome Library.
21. 引用自 Godlee, *Lord Lister*, 244.
22. Joseph Lister, *Introductory lecture delivered in the University of Edinburgh, November 8, 1869* (Edinburgh: Edmonston and Douglas, 1869), 4.
23. "[Mr Syme]," The Lancet, July 2, 1870, 22.
24. "James Syme, F.R.S.E., D.C.L., Etc.," *British Medical Journal*, July 2, 1870, 25.
25. Cameron, *Joseph Lister*, 100.
26. F. Le M. Grasett, "Reminiscences of 'the Chief,' " in *Joseph, Baron Lister: Centenary Volume, 1827–1927*, ed. A. Logan Turner (Edinburgh: Oliver and Boyd, 1927), 109.
27. Cheyne, *Lister and His Achievement*, 24.
28. Ibid.
29. 引用自 Crowther and Dupree, *Medical Lives in the Age of Surgical Revolution*, 102.
30. Martin Goldman, *Lister Ward* (Bristol: Adam Hilger, 1987), 61, 62.
31. Ibid., 70.
32. Michael Worboys, "Joseph Lister and the Performance of Antiseptic Surgery," *Notes and Records of the Royal Society of London* 67, no. 3 (2013): 206.
33. 请见 Joseph Lister, "Observations on Ligature of Arteries on the Antiseptic System," *The Lancet*, April 3, 1869, 451–55. 也可见 T. Gibson, "Evolution of Catgut Ligatures: The Endeavours and Success of Joseph Lister and William Macewen," *British Journal of Surgery* 77 (1990): 824–25.
34. Godlee, *Lord Lister*, 231.
35. "Professor Lister's Latest Observations," *The Lancet*, April 10, 1869, 503.
36. Lister's Commonplace Books, MS0021/4/4 (9), Royal College of Surgeons of England.
37. Erichsen, *On Hospitalism and the Causes of Death After Operations*, 98.
38. Joseph Lister, "A Method of Antiseptic Treatment Applicable to Wounded Soldiers in the Present War," *British Medical Journal*, Sept. 3, 1870, 243–44.
39. Lister, "Further Evidence Regarding the Effects of the Antiseptic System of Treatment upon the Salubrity of a Surgical Hospital," 287–88.
40. 见 Stanley, *For Fear of Pain*, 89.
41. Thomas Keith, "Antiseptic Treatment," *The Lancet*, Oct. 9, 1869, 336.
42. E. R. Bickersteth, "Remarks on the Antiseptic Treatment of Wounds," *The Lancet*, May 29, 1869, 743.
43. James G. Wakley, "Hospitalism and the Antiseptic System," *The Lancet*, Jan. 15, 1870, 91.
44. 参见 Leeson, *Lister as I Knew Him*, 21–24.

第 11 章　为女王治疗脓肿

1. Oliver Goldsmith, *The Deserted Village, A Poem*, 2nd ed. (London: W. Griffin,

1770), 10 (ll. 179–80).

2.　"Journal Entry: Tuesday 29th August 1871," *Queen Victoria's Journals* 60:221, http://www.queenvictoriasjournals.org/home.do.

3.　Jonathan Hutchinson, "Dust and Disease," *British Medical Journal*, Jan. 29, 1879, 118–19.

4.　Cameron, *Joseph Lister*, 88.

5.　"Journal Entry: Monday 4th September 1871," *Queen Victoria's Journals* 60:224, http://www.queenvictoriasjournals.org/home.do.

6.　引用自 Godlee, *Lord Lister*, 305.

7.　李斯特后来声称，在维多利亚女王身上使用橡胶管引流是他首次使用这种方法。但是，他给父亲写的一封信证实，早在 1869 年，即给女王做手术的两年之前，他就开始使用这种方法了。李斯特的意思可能是说，这是他首次在脓肿上使用橡胶管引流。Joseph Jackson Lister to Joseph Lister, Jan. 27, 1869, MS 6965/63, Wellcome Library. 也可见 Lord Lister, "Remarks on Some Points in the History of Antiseptic Surgery," *The Lancet*, June 27, 1908, 1815.

8.　引用自 Fisher, *Joseph Lister*, 194.

9.　F. N. L. Pointer, "The Contemporary Scientific Background of Lister's Achievement," *British Journal of Surgery* 54 (1967): 412.

10.　引用自 Cameron, *Joseph Lister*, 105.

11.　例如，李斯特曾于 1871 年在普利茅斯向英国医学协会（British Medical Association）致词。

12.　James G. Wakley, "A Mirror of the Practice of Medicine and Surgery in the Hospitals in London," *The Lancet*, Jan. 14, 1871, 47–48.

13.　Cameron, *Joseph Lister*, 99.

14.　Flaneur, "Antiseptic Surgery," *The Lancet*, Jan. 5, 1878, 36.

15.　Cameron, *Joseph Lister*, 110–11.

16.　引用自 Fisher, *Joseph Lister*, 159.

17.　引用自 ibid.

18.　对于重现李斯特默默无闻的美国之旅，当归功于艾瑞·鲁寇（Ira Rutkow）的文章 "Joseph Lister and His 1876 Tour of America," *Annals of Surgery* 257, no. 6 (2013): 1181–87. Many of the primary sources 引用自 n this section were mined from his excellent article。这一节所引用的很多第一手资料都是从这篇优秀的论文中挖掘出来的。

19.　George Derby, "Carbolic Acid in Surgery," *Boston Medical and Surgical Journal*, Oct. 31, 1867, 273.

20.　Ibid., 272. It's unclear why Derby misspelled Lister's name.

21.　R. Lincoln, "Cases of Compound Fracture at the Massachusetts General Hospital Service of G. H. Gay, M.D.," *Boston Medical and Surgical Journal*, n.s., 1, no. 10 (1868): 146.

22.　引用自 John Ashhurst, ed., *Transactions of the International Medical Congress of Philadelphia, 1876* (Philadelphia: printed for the Congress, 1877), 1028.

23. Ibid., 532.

24. Ibid.

25. Ibid., 517, 538.

26. G. Shrady, "The New York Hospital," *Medical Record* 13 (1878): 113.

27. 引用自 Ashhurst, *Transactions*, 42.

28. E. H. Clarke et al., *A Century of American Medicine*, 1776–1876 (Philadelphia: Henry C. Lea, 1876), 213.

29. Fisher, *Joseph Lister*, 223.

30. 引用自 James M. Edmonson, *American Surgical Instruments: The History of Their Manufacture and a Directory of Instrument Makers to 1900* (San Francisco: Norman, 1997), 71.

31. Joseph Lister, "The Antiseptic Method of Dressing Open Wounds," *Medical Record* 11 (1876): 695–96.

32. 有些历史学家称李斯特的演讲被以留声机现场录制。但是，留声机是演讲的次年才发明的。

33. Henry Jacob Bigelow, "Two Lectures on the Modern Art of Promoting the Repair of Tissue," *Boston Medical and Surgical Journal*, June 5, 1879: 769–70.

34. Wrench, *Lord Lister*, 267–70.

35. James G. Wakley, "Professor Lister," *The Lancet*, March 10, 1877, 361.

36. 引用自 Fisher, *Joseph Lister*, 230.

尾声　愚昧的帘幕被掀开了

1. Richard Selzer, *Letters to a Young Doctor* (New York: Simon & Schuster, 1982), 51.

2. Pasteur to Lister, Jan. 3, 1889, MS 6970/13 (in French), Wellcome Library.

3. Nuland, *Doctors*, 380.

4. 引用自 Fisher, *Joseph Lister*, 294.

5. Leon Morgenstern, "Gargling with Lister," *Journal of the American College of Surgeons* 204 (2007): 495–97.

6. Wrench, *Lord Lister*, 137.

7. 遗嘱及遗嘱修改附录的当代副本，MS 6979/18/1-2, Wellcome Library, 参见 Richard K. Aspin, "Illustrations from the Wellcome Institute Library, Seeking Lister in the Wellcome Collections," *Medical History* 41 (1997): 86–93.

8. Thomas Schlich, "Farmer to Industrialist: Lister's Antisepsis and the Making of Modern Surgery in Germany," *Notes and Records of the Royal Society* 67 (2013): 245.

9. Michael Worboys, *Spreading Germs*, 24.

10. R. H. Murray, *Science and Scientists in the Nineteenth Century* (London: Sheldon Press, 1925), 262.

致　谢

　　道路是曲折的，前途是美好的。构思《治愈的屠宰：外科手术往事》时，我正处在人生低谷。在我想要放弃时，如果没有这些美好的人鼓励我坚持下去，这本书本不可能问世。

　　首先，我要向我的家人致以诚挚的感谢。感谢我的父亲，迈克尔·菲茨哈里斯，他总是相信我是一个作家，尽管连我自己都不相信。感谢我的母亲，黛比·克勒贝，她在我成长的过程中做出了无数牺牲，培养我成为现在的样子。也要感谢我的哥哥，克里斯·菲茨哈里斯，以及他的新娘，乔伊·蒙特洛；感谢我的继母，苏珊·菲茨哈里斯，还有继父，格雷格·克勒贝；我杰出的公公和婆婆，格雷厄姆·蒂尔和桑德拉·蒂尔。

　　感谢像亲姐妹一样的表姐妹们：劳伦·皮尔斯，艾米·马特尔和伊丽莎白·威尔班克斯。记住，"你们是我的"！

　　不论一个作者有怎样的天赋，如果没有人喜爱她的作品，她便一无是处。特别感谢我的代理人，罗斯-尹代理公司（Ross-Yoon Agency）的安娜·斯普劳尔-拉蒂默，她从未怀疑过我有朝一日会写出一本书。这本书让你久等了，我保证第二本书不会让你等这么久。也要感谢希拉里·奈特，你既是才华横溢的代理人，也是真挚的朋友。

　　特别感谢阿曼达·约翰逊-穆恩，FSG（法勒-斯特劳斯-

吉鲁）出版社的无畏的编辑，她协助我讲述了一个关于维多利亚时代的某位外科医生的故事，然后把它变成了一个历史上的转折点的史诗般的传说。你的洞见与敏锐无人能及。感谢聪慧的研究助手，卡罗琳·奥弗里，她在伦敦的档案馆里勤奋钻研，令李斯特的故事增色不少。感谢迈克尔·沃博伊斯（Michael Worboys）教授，他对历史的洞悉和在我写这本书时的反馈是无价的。

在致谢里提到自己的离婚律师的作家恐怕不多，但我的离婚律师值得专门褒扬。法尔哈纳·沙扎迪用尽全力为我的权利而战。感谢你让我重拾了对自己的尊重。

我有幸得到了令人称奇的社团"为更好地死做计划"（the Order of the Good Death）的支持。谢谢你，凯特琳·道蒂，我们无畏的领导者，你一直鼓舞着我，不论是在做人上还是在写作上。感谢梅根·罗森布鲁姆和莎拉·查韦斯·特鲁普，你们的友情滋养了我的灵魂。感谢杰夫·乔根森的深夜电话，谢谢你相信我的未来会更好。

尤其感谢保罗·库德纳利斯（Paul Koudounaris），总是在我人生的关键时刻给我明智的引导。我欠你一次人情！

许多人闯入我的生命，对我生命的轨迹产生了积极的影响。亚历克斯·安斯特在很多年前如陨石坠落般砸进了我的世界。如果不是被他的创作热情所感染，我可能永远也不会注册我的博客"The Chirurgeon's Apprentice"。感谢你为我带来了精彩的、无尽的灵感。

衷心感谢吉莉安·德鲁琼，如果没有你，这本书早就写完了。敬你一杯，致那些不醉不归的长夜。也敬比尔·麦克尔霍斯博士，我的朋友兼同行。希望以后还会有更多种"惊人的"饮料和醉人的谈话。

我还想感谢我的朋友们，你们曾在我经历困难时，提醒我莫让苦难刻入性格。感谢香农·玛丽·哈蒙，是我在黑暗中遥望的灯塔。也许在未来有许多炸玉米饼和小猫等着我们。还有艾丽卡·礼来，在我需要换换脑子的时候，她总是有清淡的午餐。感谢贾伊·威尔迪，我们的生活在这么多年里都很相似，他总是提醒我应该坚持到底，永不放弃。特别感谢那些无条件支持我的人：艾琳·雷施克、朱莉·卡伦、克里斯汀·舒尔茨、雷切尔·莱利和布莱尔·汤森。感谢雪莱·埃斯蒂斯——若你把握机会、发挥冒险精神，就能实现梦想！也感谢活力二人组，卡洛琳·布赖特和塞德里克·达穆尔。我知道在日子艰难时我总可以依赖你们。

我很感谢洛里·康吉贝尔，你的乐观和激情每天都鼓舞着我。我们虽远隔天涯，但近如咫尺。感谢爱德华·布鲁克-希金，你不仅在写作上才华横溢，也是美妙的朋友。也感谢山姆·史密斯，我总可以从他那里得到支持。

特别感谢伦敦塔的乌鸦驯养员克里斯·斯卡夫，还有他美丽的妻子贾丝明和女儿米凯拉。你们的爱和鼓励对于我的意义超乎想象。克里斯，期待你的新书！

我遇到的这些人，不惜牺牲曾经的友谊，也选择支持我。

致克雷格·希尔，你有一颗赤子之心。我是你忠诚的朋友，永远。也要谢谢格雷格·沃克和托马斯·怀特。你们的善良和同情帮我度过了一生中最黑暗的日子，我永远不会忘记。

有的人只是过客，有的人却自始至终都在。感谢一直都在的童年伙伴，即便在我丢人的"钟爱吸血鬼时期"都没有抛弃我。感谢玛拉·吉尼斯、艾丽莎·沃特曼和金姆·马利诺夫斯基——致所有的爱与欢笑。无论生活变成怎样，我们始终拥有彼此。不论好坏。

我不能不提那些一路上鼓舞激励着我的老师们。在此，我想感谢五年级时的老师杰夫·高洛布、高中时的英语老师巴尔布·弗莱泽。我还想感谢我在牛津大学读博期间的导师，玛格丽特·佩林博士，她始终是知识与建议的永不枯竭的源泉。尤其感谢迈克尔·扬博士，我在伊利诺伊卫斯理大学读本科期间，是他带我进入了科学和医学史的大门。如果你当时发现了我是混入高级课程的大一新生，我的人生可能会彻底不同！感谢你给予我的友谊和支持。

最后，当然也是最重要的，感谢我优秀的丈夫，艾德里安·蒂尔。我无法用语言描述，如果没有你，我将失去什么。和你在一起的每一天都是恩赐。我期待在你身边迎接光明和幸福的未来。我爱你。

出版后记

对于生活在 21 世纪的我们而言，微生物致病是一个我们再熟悉不过的概念。而"消毒"作为一种对抗微生物的手段，实际也已成为我们的第二天性。

同样地，我们想象中的手术室是干净整洁、照明良好的，医生和护士是穿着一尘不染的无菌手术服的，手术操作是有条不紊的。我们知道手术刀会切入人体，但不会觉得手术是血腥乃至"惨烈"的——在大众可以获取的影像资料中，我们通常只会看到被隔离出来的手术部位，其他部位则被遮盖着。总之，手术让我们联想到"精确""冷静""专业"之类的词汇，难怪在英语中，人们会用 surgical precision（手术般的精准）和 clinical detachment（临床式的超然）来形容人做事严谨冷静。

正因为这样的印象已深入现代人的意识，大部分人从没有想过早期外科学是什么模样。正如琳赛·菲茨哈里斯在《治愈的屠宰：外科手术往事》中所展现的那样，19 世纪的手术是血腥、肮脏、混乱、痛苦且危险的，因此手术与屠宰被联系在一起。

1846 年 12 月 21 日这一天为医学史学者和传记作者们贡献了书写"命运""传承"类故事的绝佳素材：罗伯特·利斯顿在一起截肢手术中成功验证了乙醚的麻醉功效，"外科手术三大难题"中的疼痛问题宣告解决。那天下午，在拥挤的观众席中，就有当时尚在攻读文科学士学位的约瑟夫·李斯特。

利斯顿的精彩表演愈发坚定了李斯特学医的决心。不过，留给后者的是"三大难题"中的最后一个，也是最凶险的一个：术后感染。有了全身麻醉术的加持，外科医生变得愈发大胆和激进，将手术刀探入人体深处——同时带进去的还有污垢和细菌。

改变是困难的。面对术后感染高发率和高死亡率，那个时代的医生大多接受了一种宿命论态度，认为伤口发脓是正常且无可避免的。李斯特的慈悲天性和科学精神却让他无法像很多同行那样听天由命，而是孜孜不倦地研究炎症、化脓问题；经过不断的试验和改进，终于摸索出一套可靠的消毒方法。李斯特穷尽毕生之力，带领"李斯特学派"大力推行消毒术，拯救了成千上万人的性命。

《治愈的屠宰：外科手术往事》讲述的是一段极为重要、与所有人都息息相关却鲜为人知的历史。感谢李斯特和其他外科学先驱，如今的手术已具有可靠的治愈意义。也感谢本书作者菲茨哈里斯博士，以通俗易懂的语言为大众重新讲述了这段历史。在"新冠"疫情防控常态化、各类消毒用品走入百姓日常生活的背景下，我们希望这本书可为好奇的读者提供些许关于微生物致病和消毒术的理论及医学史补充。最后，由于编者水平有限，错漏之处在所难免，敬请各位读者批评指正。

后浪出版公司

图书在版编目（CIP）数据

治愈的屠宰：外科手术往事 / （英）琳赛·菲茨哈
里斯著；徐说译. -- 上海：上海文化出版社，2022.4
ISBN 978-7-5535-2483-2

Ⅰ.①治… Ⅱ.①琳… ②徐… Ⅲ.①外科手术—医
学史—世界 Ⅳ.①R61-091

中国版本图书馆CIP数据核字 (2022) 第 006929 号

THE BUTCHERING ART: Joseph Lister's Quest to Transform the Grisly World of Victorian
Medicine by Lindsey Fitzharris
Copyright © 2017 by Lindsey Fitzharris
Published by arrangement with Scientific American / Farrar, Straus and Giroux, New York.
Through Bardon-Chinese Media Agency.
Simplified Chinese translation copyright © 2022 by Ginkgo (Beijing) Book Co., Ltd.
All rights reserved.

本书简体中文版权归属于银杏树下（北京）图书有限责任公司
图字：09-2021-1058

出 版 人　姜逸青
策　　划　银杏树下
责任编辑　王莹兮
特约编辑　丁侠逊　何子怡
版面设计　李会影
封面设计　墨白空间·李易

书　　名　治愈的屠宰：外科手术往事
著　　者　[英] 琳赛·菲茨哈里斯
译　　者　徐　说
出　　版　上海世纪出版集团　上海文化出版社
地　　址　上海市闵行区号景路159弄A座3楼　邮编：201101
发　　行　后浪出版咨询(北京)有限责任公司
印　　刷　天津中印联印务有限公司
开　　本　889×1194　1/32
印　　张　9
版　　次　2022年4月第一版　2022年4月第1次印刷
书　　号　ISBN 978-7-5535-2483-2/R.011
定　　价　48.00元